Peter M. Kalf

Ihr Immunsystem schreit S.O.S.

Auch geeignet für Grundschulen, Kinderkrebs, vorzeitige Demenz und Fettleibigkeit so früh wie möglich zu verhindern, indem Eltern auf dieses Buch hingewiesen werden.

Dies ist eine Google-Übersetzung. Wenn Sie etwas sehen, von dem Sie denken, wir würden besser ansonsten sagen, dann mailen Sie mir bitte.

Ich kann keine Haftung für die Entdeckungen von anderen und von mir gefundenen Lösungen.
Besuchen Sie immer Ihren Arzt.

Vierte Ausgabe 11-2018.
einschließlich der neuen Entdeckungen nach der dritten Ausgabe 3-2018, zweite Ausgabe von 04-2016 und erste Ausgabe von 05-2015.

Das Unterbewusstsein jedes Menschen, das die Gesundheit aller Menschen reguliert, will nicht gezwungen werden und wird schief gehen. Hier haben wir die folgende Lösung: Wenn jede Person ihr eigenes Buch kauft, will es jeder, weil sie es selbst bezahlt haben sich dass wieder verdienen. Dann wird dein unterbewusstsein nun tun, was im Vorwort und in diesem Buch der Lösungen steht. So wird der erste Teil dieses Buches zu einem Lernprozess für das Unterbewusstsein und der zweite Teil zum praktischen Beweis, den jeder bereits kennt.

Ihr Unterbewusstsein glaubt nichts, ist super stur, also niemals nie verschenken. Frei ist nichts und hat daher keinen Wert. Also ist die Lösung, die kompromittiert wurde, nichts wert und dann glaubt dein Unterbewusstsein es nicht und geht schlafen. Auf diese Weise haben

Ihre Lieben eine große Chance auf Fettleibigkeit und Gürtelrose. Du bist gut gemeint, ein Mörder zu sein.

Also, **Ärzte**,
Familienmitglieder, Freunde, Vereine usw.

Sie können niemals die Lösungen sagen, bevor Sie Ihr Patient dieses Buch für das Training verkauft haben. Speziell dafür haben wir den Preis sehr niedrig gehalten.

Außerdem wird dieses Geld dringend für laufende Ermittlungen benötigt, daher gibt es auch Urheberrechte.

Und später, wenn Ihr Unterbewusstsein denkt, dass die neu entdeckten Bausteine kurz sind, werden Sie es hoffentlich wieder aufnehmen, da es weiß, wo Sie es finden können.

Das ist das Ziel, nach dem wir streben.

Und wer weiß später in unserer DNA-Aufzeichnung.

Schließe deine Augen,

lächle

und

fühl

was passiert.

Viele medizinische Mega-Entdeckungen!

Nach 10 Jahren Forschung schrieb ich die erste Ausgabe, um auf wissenschaftlicher Basis zu erklären, wie Wellness funktioniert. Wellness = Ihr Wohlbefinden = Ihre Gesundheit. So schön. Eine Welt öffnet sich für dich.

Und wie es sich später herausstellte, wie ein Sanatorium funktioniert. Wir wussten damals nicht, dass die Entdeckungen mit dem Elektronenmikroskop erfolgten erst viele Jahre später.

Es ist die Absicht, dass jeder dieses Buch sehr langsam und in Ruhe auf dem Küchentisch liest, ohne Radio, Fernsehen usw. Ihr Unterbewusstsein wird mitlesen.

Vorzugsweise alle sechs Monate erneut lesen, das neue "Vitamin" ist zu klein, um dies selbst zu entdecken. Danach bemerkt dein eigener Körper, dass dies richtig ist und dass es derjenige ist, den du dein ganzes Leben lang gesucht hast.

Und dann kommst du zur Ruhe.

Ihr Leben wird jetzt immer lustiger.

Inhalt.

Der Lernteil :

Was unsere Entdeckungen für diee Folgenden Themen haben, was viele schon gefühlt haben, und somit die beweise für uner unterbewusstdein.

Kapitel 1

Die glänzenden Entdeckungen mit dem Elektronenmikroskop und eine mögliche neue Alternative zu Penicillin.

Ich erinnere mich, dass internationale Astronauten gesucht wurden. Das gefiel mir auch, aber ich trug eine Brille und fiel deshalb im Voraus ab.

Es war ärgerlich, dass die damals gesunde Astronauten, die für einen längeren Aufenthalt (1 Jahr) im Weltraum auf der Erde ausgebildet worden waren, innerhalb weniger Monate im zukünftigen extraterrestrischen Labor schwer erkrankten und unter anderem an Krebs erkrankten.

Um die Ursache verfolgen zu können, wurde das sehr teure Elektronenmikroskop speziell für diesen Zweck entwickelt.

Und die Ursache wurde gefunden ! ! !

Mit dem Elektronenmikroskop wurden brillante High-Tech-Entdeckungen gemacht, was die gebrochenen (durch den Wind?) -/- Luftpartikel für unseren Körper tun.

Es stellte sich heraus, dass das negative gebrochene Luftteilchen sehr spezielle Eigenschaften für unseren Körper hat.

Das erste, was sie sahen, war, dass mit diesem neuen "Vitamin", dem gebrochenen Luftpartikel, unser Blut besser Sauerstoff aufnehmen konnte.

Die zweite Entdeckung war, dass die Forscher sahen, dass unser Körper aus diesem gebrochenen Luftteilchen eine neue Zelle machen würde. Diese gebrochenen Luftteilchen bilden somit die Bausteine für die Zellen unseres Körpers.

Es müssen dann -/- Luftpartikel in der Luft sein, und sie waren nicht im Trainingsmodul vorhanden. So konnte der Körper keine neuen Zellen bilden und somit Körper und Immunsystem schnell reduzieren. Der Effekt war, dass diese Astronauten Krebs erkrankten.

Mit dieser Entdeckung wurde die Ursache und fast die Lösung gefunden.

Aber sie hatten viel mehr entdeckt und auch nicht viel entdeckt.

Wir verlieren jeden Tag Tausende von Zellen und unser Körper produziert viele tausend neue Zellen, um unseren Körper 100% gesund zu halten.

Zum Beispiel, wenn Sie eine Wunde haben, unter der Kruste, das Gleiche passiert, Ihr Körper stellt es wieder her, indem er neue Haut von neuen Zellen macht.

Ihr Körper besteht aus Haaren, Haut, Muskeln, Gehirn, Knochenzellen usw.

So können Sie mit vielen dieser Vitamine / Bausteine viel gesünder, energischer, klüger und fröhlicher werden.

Und werden viel schlauer, wie in den letzten 60 Jahren bewiesen wurde.

Aber wenn Sie diese Bausteine nicht genug haben, dann geht es sehr falsch:

Dann gibt es Löcher in der Wand der Zellen und das ist, wo Ihr Immunsystem sich verschlechtert und Sie schließlich (Krebs) Zellen machen und sich säen.

Dies reduziert auch die Qualität Ihres Gehirns - Parkinson, Alzheimer.

In ähnlicher Weise verschlechtert sich die Qualität Ihres Blutes und Ihres Blutdrucks - hoher Blutdruck, Osteoarthritis.

Und die Qualität Ihrer Muskeln verschlechtert sich - Muskelerkrankungen, ALS.

Dann verschlechtert sich die Qualität Ihrer Haut - Hautkrankheiten, MS.

Dann verschlechtert sich die Qualität Ihrer Organe - Organkrankheit.

Dann verschlechtert sich die Qualität Ihrer Knochen und Gewichte - Knochenkrebs, Gelenkschmerzen.

Nicht in dieser zufällig beschriebenen Sequenz.

Der Abbau deines Körpers ist oft schon bemerkbar. Es ist möglich, dass Sie zuvor an unklaren Beschwerden gelitten haben. Einige Beispiele sind: Leiden am Rücken, Hündin am Knie, zu viel Essen usw. Diese Beschwerden sind eine Warnung unseres Körpers, die uns darauf aufmerksam macht, dass wir unsere Lösungen aus diesem Buch weiterführen müssen.

Häufig reduziert ein Mangel an Bausteinen auch Ihre Stimmung, Ihr Unterbewusstsein kann die fehlenden Vitamine nicht finden. Du kannst schlecht schlafen, du willst dein Bett nicht, Energieknappheit, ungeduldig, mürrisch, und du wirst viel weniger schlau, du kannst nicht mit der Schule mitkommen usw.

Es wurde 1980 behauptet, dass wir ein Lebensumfeld von 1000/2000 Luftteilchen pro cm³ benötigen, um zu leben. (Ich denke das ist wegen der verschmutzten aggressiveren Luft nun deutlich höher.)
Zur gleichen Zeit sagten sie, dass es nur noch 100 auf der Straße und nur 50 dieser -/- Luftpartikel im Schlafzimmer gebe.

Also sollten wir alle schnell sterben und die meisten von ihnen lebten einfach gesund, so schien es.

(1 cm³ = ungefähr die Größe eines Stempels)

Und so waren die brillanten High-Tech-Entdeckungen zu Unrecht unglaublich und die Forschung verschwand in der Vertuschung, die ich nun sehr froh daraus neme.

Glücklicherweise sind viele Wissenschaftler und Mikrobiologen in der Welt immer noch sehr ernst damit.

Die Welt wurde immer noch gefragt: "Wer sieht was wir vermissen?"

38 Jahre nach dem Bericht der Forscher am Elektronenmikroskop der NASA bin ich der Erste. Sie waren sehr schwere unmögliche Rätsel, obwohl die Antworten einfach erscheinen, wenn Sie sie jetzt lesen.

Das Bild war korrekt, aber das Wissen um die neuen wichtigen Teile existierte noch nicht.

Meine erste Entdeckung ©.
Durch Temperaturunterschiede geraten Gebrochene Luftwirbel zB an Wänden und zerplatzten Luftpartikeln seit Jahrtausenden sehr schnell gegeneinander und es entstehen bald 1 ganze Luftpartikel.

Zu dieser Zeit arbeiteten die meisten Menschen immer noch täglich draußen.

Feine Teilchen sind tatsächlich auch Wände für unsere viel kleineren Luftteilchen und sind auch warm durch UV-Licht. Dies zeigt, dass die heute hohe Feinstaubbelastung auch viele unserer -/- Luftpartikel sehr schnell neutralisiert. Dies ergab die geringe Menge an -/- Luftpartikeln, die 1980 noch vorhanden waren.

Die Industrialisierung der letzten 200 Jahre hat zu einem enormen Anstieg der Feinstaubbelastung in der Luft geführt. Weil wir später auch angefangen haben, Kohle zu Hause neben den Fabriken zu verbrennen und später auch loszufahren. Autobahnen voller Dieselstapler, Fliegen usw. Dann stieg die Menge an Feinstaub sehr schnell an.

Aber seit 1955 bauen wir Häuser mit Duschen. Neben dem Wasserfall-Effekt ist auch meine 2 Entdeckung © die Verdunstung von heißem Dusch- und Badewasser. Was erzeugte sehr große Mengen von -/- Luftpartikeln.

Dies ist auch zufällig mit köstlichen Tee Duft© geschnüffelt, Suppe riechen, Kartoffeln kochen. Auch nützlich, wenn es keine Dusche gibt oder möglich ist.

Früher täglich Suppe kochen, aber auch die Wäsche kochen. Leben Frauen darum viel langer?

Bei Krankheiten und Unfällen brauchen wir mehr, viele weitere Bausteine und wir können auch alle Quellen gut miteinander kombinieren.

Zweifelst du an dieser Quelle? Sie haben manchmal ein Ei gekocht. In dieser Pfanne wird es bei 100 Grad sehr wild. Dies geschieht auch mikroskopisch und Luft ist der Nachbar, der die Schläge auffängt und wieder große Mengen zerbrochener Luftpartikel abgibt.

Diese neue Quelle duschte, tarntete den Verlust unserer natürlichen -/- Luftpartikel durch Feinstaub.
Infolgedessen waren die meisten, die für 5 Minuten pro Tag duschten, nicht krank. Und viele von ihnen bekamen mehr Gehirnzellen durch zweimal tägliches Duschen.
Und dadurch wurde viel schlauer.

Mit diesen Informationen ist das alte Bild jetzt richtig.
Nur diese Information existierte zu der Zeit nicht.

Diese tägliche heiße Dusche lieferte die notwendige Ergänzung von -/- Luftpartikeln, die unser Immunsystem auf dem Stand der Norm hielten. Wer das aber nicht täglich macht, läuft Gefahr, dass seine Zellstruktur beschädigt und immun system kaput geht. Weil die Menge an Feinstaub so viel gefährlicher geworden ist.

Das ändert den Überblick vor 38 Jahren enorm. Leider ist die Luftverschmutzung durch Nano-Partikel heute viel höher, so dass andere Krankheiten hinzukommen. Ob in Kombination mit dem Verlust des Immunsystems.

Aber es gibt auch unsere anderen jüngsten schönen Entdeckungen ©: andere alte natürliche Quellen aus einem anderen Blickwinkel, die manchmal auch eine große -/- Luftpartikelproduktion liefern können. Und ein paar ähnliche Quellen, die wir manchmal gemacht haben, ohne es zu wissen. (siehe später in diesem Buch).

Diese -/- Luftpartikel, auch Vitamine und die Bausteine unseres Körpers genannt, sind auch die heilende Quelle der vielen alten Formen fabelhafter Heilstätten auf der Erde und auch die Basis einiger Wellnessformen (siehe unsere wissenschaftliche Erklärung der bekannten Wellnessformen in der zweiten Hälfte dieses Buches).

Jetzt hat die alte Forschung, warum das Immunsystem dieser Astronauten weggefallen ist, viel mehr Wert. Aufgrund des jetzt zu hohen Feinstaubanteils in unserer Luft machen das jetzt viele Menschen dasselbe uberkomt.

Nach dem Drucken der ersten Version dieses Buches ist folgendes passiert. Ein Wissen wurde plötzlich schwer krank. Sie hat ihren repräsentativen Job ein halbes Jahr zuvor verloren. Vor ihrem Job duschte sie täglich frisch und fruchtig aus und dann nicht mehr.

Um teure Wärme nicht zu verlieren, waren die Fenster bei ihr noch geschlossen.
Plötzlich bekam sie einen ernsthaften Luftmangel und landete pünktlich auf der Intensivstation eines großen Krankenhauses. Lace Board und 14 Tage auf der Intensivstation! Auf die Frage, wie sich die unschuldigen Bakterien, die jeder bei sich hat, so enorm vermehrt haben, wurde ihr gesagt, dass ihr Immunsystem verschwunden ist.

Die Ärzte wussten nicht, wie das möglich war. Wie sie ihr Immunsystem verbessern konnten, wussten sie auch nicht.

Bei der ersten Ausgabe dieses Buches ging ich davon aus, dass Ärzte das wussten. Es ist nun klar, dass nicht jeder den 38 Jahre alten weltberühmten Bericht der NASA kennt und schätzt. Daher ein weiteres Titelblatt der 2., 3. und 4. Ausgabe meines Buches.

Das Schöne ist, dass wir eine harmlose und so angenehme Lösung © zur Verfügung haben. Unsere Lösungen verhindern, dass unser Immunsystem abstürzt und beugen so diesen unangenehmen Krankheiten vor. Aber dann müssen wir diese Lösungen ausreichend und täglich nutzen.

Mit unseren Lösungen können wir verhindern, dass unser Immunsystem abstürzt, und langsam helfen, unser Immunsystem wieder aufzubauen.

Ich wurde auch krank, weil ich zu viel drin war und nicht genug geduscht hatte. Mein eigener Blutdruck verbesserte sich nach 1 Jahr täglicher Dusche von 160/95 auf 119/79. Und nach 2 Jahren verschwanden meine Rückenschmerzen und andere nicht-chronische Symptome. Dies deutet darauf hin, dass, wenn Ärzte, Krankenhäuser und Krankenkassen dieses Buch mit unseren Lösungen verkaufen unsere Gesundheit viel vorteilhafter sein wird und viele chronische Beschwerden verhindert werden.

Und die Krankenkassenprämien können um 25% pro Jahr gekürzt werden.

Sie können viel mehr von diesen Bausteinen als nur Ihr Immunsystem ableiten! Probieren Sie es aus.

Jetzt wurde ich kürzlich mit Bronchitis angezündet. Aber nach 3x ein Penicillin-Kur von eine Woche war die Bronchitis noch nicht zu Ende. Ich musste bei der dritten Kur aufhören, wenn ich Schmerzen in meinen Sehnen bekam, die danach kamen. Ich leide immer noch darunter. Was für ein Chaos das war. Und ich hustete immer noch.

Nach einer halben Stunde Husten unter der Dusche machte ich einen großen Suppentasse mit Tee als Experiment. Meine dritte Entdeckung ©. Jede Inhalation oben des heißen Tee dampf. Ausatmen neben Kühlung zu verhindern. Fast eine ganze Stunde warmer Wasserdampf. Dies geschieht 5x von eine Stunde lang jede tag. Und nach 3 Tagen war meine Bronchitis komplett verschwunden. Kapitel 5 mit den Tabellen zeigt bereits: Sehr viele negative Luftpartikel stimulieren den Heilungsprozess des Körpers.

Aufgrund der gesamten Tiernahrung mit Penicillin werden immer mehr Menschen gegenüber Penicillin unempfindlich.

Wenn Sie unsensibel geworden sind, dann ist diese unschuldige Lösung, meine dritte Entdeckung, einen Versuch wert. Möglich 6x pro Tag und/ oder ein paar Tage länger. Bitte halten Sie mich über Ihre Ergebnisse auf dem Laufenden.

Bei Verbrennungen muss der Körper Milliarden neuer Hautzellen produzieren. Und Duschen ist oft unmöglich. Hier kann unsere warme (Tee)dampflösung eine angenehme große Ergänzung von Bausteinen für neue Zellen sein. Vor allem mit der aktuellen Menge an Feinstaub. Jetzt haben wir immer Angst vor Infektionen bei Verbrennungen und der damit verbundene Penicillin-Effekt ist eine willkommene Ergänzung. Hat es dir geholfen? Bitte halten Sie mich auch über Ihre Ergebnisse auf dem Laufenden.

Ich bekam sofort die Frage, ob es auch bei Krebs helfen würde. Irgendetwas auf jeden Fall, aber wieviel muss in Zukunft klar werden.

Ich hatte 2 kleine 1cm³ Hautkrebsflecken in meinem Gesicht, die bereits zweimal mit Einfrieren behandelt worden waren. Aber sie kamen wieder zurück. Nach 3 Jahren Duschen und kurzem Schnüffeln mit viel Tee scheint ein geplantes 3te. Einfrieren nicht notwendig. Sie sind fast verschwunden.

Auch hier, bitte halten Sie mich über Ihre Ergebnisse auf dem Laufenden in Niederländisch oder Englisch auf reactions.saunafanclub@gmail.com Ich kann das in einer nächsten Ausgabe mitnehmen.

*

Ein praktisches Beispiel dafür, wo und warum es oft schief geht.
Mein Vater hatte eine sehr gute Gesundheit und joggte jeden Tag fast 8km im hohen Alter. Jetzt bekam jemand aus dem Wintersport versehentlich einen leichten Stupser und einige unglückliche kamen herunter, was zu einer gebrochenen Schulter führte. Jetzt wurde es in Österreich gekonnt aufgenommen. Seine gebrochenen Knochen verlangten alle Bausteine, die es zu sein schien. Weil alle seine blauen Flecken nicht richtig heilen wollten. Aber Duschen ging noch nicht, also ging es von schlecht zu viel schlechter. Die wenigen Bausteine wur-

den von den Prellungen auf Kosten anderer Orte be-
ansprucht, an denen sie dringend gebraucht wurden.
Jetzt hat sich mein Vater nie beschwert, aber sein
Zustand wurde schlimmer. Er wurde zunehmend krank
und krank. Viele Rückenschmerzen und das Sitzen begannen viel zu tun. Gelegentlich ein Waschlappen. Und
es ist auch zu schlecht, um zu duschen. Das wurde
langsam aber sicher schlimmer, und im Krankheitsfall
braucht man noch viel mehr Bausteine. Nichts kam jetzt
zum Duschen. Parkinson und Alzheimer sind leider danach aufgetreten.

Wenn ich das vor 13 Jahren über den heißen Teedampf
gewusst hätte, hätte ich him retten können.

Einige von euch werden in der Vergangenheit etwas gebrochen haben und nicht geduscht haben. Aber zum
Glück war die Menge an Feinstaub noch nicht so hoch.
Und heutzutage haben wir wasserdichte Plastikabdeck-
ungen, damit Sie auch mit vielen gebrochenen Körper-
teilen duschen können.

Ältere Menschen machen oft weniger Arbeit und da-
durch weniger Schwitzen und damit weniger Duschen.
Und auch von einem Cutback, der nicht weiß, dass das
Gleiche wie oben beschrieben passiert. Infolgedessen

fühlen sich viele Menschen elend und werden zunehmend krank und gehen noch weniger duschen.

Kinder finden Duschen auch manchmal sehr gruselig. Erklären Sie ihnen, dass es sehr gesund ist und das Tee-Schnüffeln auch sehr gesund ist. Natürlich ist dampfender Wasserdampf auch ohne Tee erlaubt. Zum Beispiel können Krebs im Kindesalter, frühe Demenz und Fettleibigkeit früh verhindert werden.

Mütter mit kleinen Kindern haben oft auch wenig Zeit. Normalerweise geht das auf Kosten der Duschzeit. Kleine Kinder sind unternehmungslustig und können Sie nicht aus den Augen verlieren. Und getrennte Mütter haben immer noch wenig Zeit. Daher sind noch mehr Bausteine zu kurz. Ihr Unterbewusstsein ist auch in Panik. Der Körper verschlechtert sich und ihre Kinder brauchen eine starke, gesunde Mutter. Ihr Unterbewusstsein sucht dann im Panik. Oft nahm ein Freundin die schwer müde Mutter in ein Wellness-Resort. Nicht zuletzt deshalb hat unser 10-Schritte-sauna-Plan so viel erreicht.

Aufgrund des hohen Feinstaubanteils fehlen immer mehr Menschen Bausteinen. Dann habe keine Lust zu duschen. Und dann wird es schlimmer mit ihnen. Aus

diesem Grund scheint es, als ob immer mehr unheim-
lichere unheilbare Krankheiten kommen. Da Opfer aller
Altersgruppen, wenn weniger Gehirnzellen rückfällig
werden, weniger wahrnehmbar werden, muss die Umwelt nun viel wacher auf einander bleiben.

Helfe bitte um viele geliebte Menschen von ein schreck-
liches Ende zu retten. Aber verrate es nicht, sondern gib
mein Buch mit ein goldener Bogen herum als Geschenk,
lasst es lesen und beantworte gerne ihre Fragen.

*

*Viel Lesefreude und viel bessere Gesundheit durch Lesen
von vielen meiner Entdeckungen in diesem Buch.*

Kapitel 2
Wellness

Kommt aus dem englischen Wort wellbeing, am nächsten Tag fühlt man sich sehr ruhig und/oder sehr gesund (er) wie vorher. Wenn du es jemals gespürt hast, willst du es wieder:

Das Wohlgefühl.

Auf Niederländisch - het welzijn gevoel,
auf Französisch nennen sie es - bien être,
in deutscher sprache – das Wohlbefinden.

Wir wissen jetzt, dass dies teilweise durch eine starke körperliche Verbesserung (siehe Kapitel 1 und 5), aber auch teilweise durch eine starke mentale Verbesserung (siehe Kapitel 1 und 8) erfolgen kann.

Dies schafft dann die bekannte große Heilkraft[3] mit dem angenehmen, sehr entspannten Wohlgefühl am nächsten Tag.

Wenn wir diese beiden Verbesserungen gleichzeitig machen, 30 Minuten - eine goldene Kombination - dann
werden beide zusammen viel stärker (siehe Kapitel 9).

Aber es gibt mehr, viel mehr.

Kapitel 3
Eine heilende oder krankmachende Umgebung, wo bist du am meisten?

So einfach ist das!.
Jetzt wir die Antworten haben, die wir seit Jahrhunderten gesucht haben.

Jeder versteht, dass ein Samen für eine Erdbeerpflanze bei minus 10°C nicht wachsen wird. Dies erfordert Wärme, Sauerstoff, Nahrung, Wind, Feuchtigkeit und Sonnenschein. Wenn einer davon fehlt, funktioniert es oft nicht.

Aber wenn unsere Zellwand beschädigt ist, können Unkräuter auch wachsen wie Krebs, Krebs im Kindesalter, Parkinson, Alzheimer, ALS, MS usw.

Also auch mit was für ein gesundes Klima für uns Menschen benötigt wird. Es scheint, als gäbe es unterschiedliche Formen in verschiedenen Kulturen. Aber bei näherer Betrachtung brauchen sie alle die gleichen Zutaten, die für uns notwendig sind.

Die 2.500-3.000 Jahre alte 30-35 ° C Maya-Sauna ist unsere erste bekannte Form. Später auch die römischen und Quellwasserbäder. Und heute auch im Wald und in den 33 ° C Waldbädern.

Früher half es auch, sich im Freien zu bewegen oder ruhig zu sitzen. Aber das alleine reicht heutzutage nicht mehr aus. Auch Sonnenbaden, wenn die Sonne nicht zu stark ist. Ein Tag im Wald oder auf dem Wasser und ein paar andere Formen.

Für ein größeres, zusätzliches Heilungsergebnis:

- Bei Wind aus dem Meer, innerhalb von 10 Metern von der Brandung;
- in einem großen Wald in der Nähe des Windes;
- Neu: in der Sonne, durch UV-Strahlen © an oder an einem See auch gebrochene Luftpartikelproduktion;
- in einem 33°C Spa Whirlpool und Außenpool©;
- oder unter einem Wasserfall (Tipp Saunafanclub -> unsere Entdeckung © die heiße Dusche).

• oder Kombinationen der oben genannten.

Es arbeiten bereits mehrere starke konstruktive Kräfte zusammen, die zunehmend durch Feinstaub gehemmt werden. Und wir machen das nicht jeden Tag.
Wir haben den ganzen Tag draußen gelebt. Heutzutage viel drinnen. Wir haben auch viel mehr Jobs drinnen. Und wir haben eine hohe Luftverschmutzung. Aus diesem Grund müssen wir heute jeden Tag unser Immunsystem stärken, um gesund überleben zu können.

Da diese Luftpartikel aufgrund der 200 Jahre Industrialisierung mit großer Luftverschmutzung immer ungenügender werden, kann dieses Buch unser Leben heute so viel gesünder und angenehmer machen.

Deshalb erklären wir in den folgenden Kapiteln auf breiter und klarer Weise, wie es funktioniert und wie wir jetzt viel gesünder werden und viele unheimliche und unangenehme Krankheiten verhindern können.

*

Im letzten Jahrhundert haben sich große industrielle Veränderungen für unsere Gesundheit ereignet, die uns viel älter machen, aber auch plötzlich sehr krank werden können.

Die Ankunft der Kanalisation war eine große Verbesserung aufgrund der großen Zunahme der Bevölkerung. Danach viel weniger kranke Bakterien.

Leitungswasser mit sauberem Trinkwasser ohne die alten Spuren der Kanalisation, auch ein gesünderes, leckeres, schmackhaftes Gefühl.

Wir lebten und arbeiteten in der Vergangenheit mit viel körperlicher Aktivität, hauptsächlich draußen und heutzutage sitzen wir zu sehr auf einem Stuhl. Gepflasterte Steinstädte wurden viel und viel größer, immer weniger grün, so dass wir jetzt auch viele weitere Bausteine haben. Leider hat die Luftverschmutzung aufgrund der Industrialisierung auch erheblich zugenommen.

Es fiel nicht auf, denn wir begannen um 1955 Häuser mit Standard einer dusche zu bauen.

Menschen, die ihre Arbeit verloren haben, Arbeitslose, ältere Menschen usw., die wegen des Wärmeverlusts viel zu klein sind und weniger Geld aus Geldsparen bekommen, werden innerhalb eines Jahres die gleichen

Probleme haben, wie die Astronauten langfristig ohne Frische -/-luftpartikel "eingesperrt" im Training. Sie haben am Anfang gut gesund. Aber im Trainingsmodul der NASA gab es keine Dusche. Sie bekamen Saft durch einen Strohhalm, aber keinen dampfenden Tee oder Suppe. Aber wie gesund bist du? Ihre Gesundheit ist wahrscheinlich auch viel schlimmer und Sie laufen sehr wahrscheinlich krank oder Sie sind es schon.

Weil wir heutzutage viel mehr innen leben. Und innen haben wir noch weniger Bausteine durch die Wände, Zentralheizung, Fernseher und PC. Da in unserer Luft so viel Feinstaub mehr ist, verschwinden die letzten Bausteine für unseren Körper viel schneller aus unser Haus.

Feinstaub tritt in unsere Luft durch Eruptionen von Vulkanen, Kohlekraftwerken, Produktion von Kernbrennstäben, Benzin, Diesel, Kerosin, Gas, Ölbrenner, Bremsscheiben, Brennern, BBQs, Kaminen, brennenden Feuern, brennenden Feldern, Müllverbrennung usw.

All das zusammen ist viel zu viel für unsere Atmosphäre.

Autos werden immer sparsamer und sauberer, aber die neuen Airbusse tanken bereits 365.000 Liter auf einmal und müssen ständig weiter fliegen, weil sonst die Kosten für das teure Großflugzeug zu hoch werden. Im Jahr 2015 hatten wir bereits 93.000 Flüge pro Tag. Besser nicht mehr Flüge und elektrische Reisen mit Hochgeschwindigkeits-Tunnelzug. Genauso schnell.

Aufgrund der ständig steigenden, jetzt viel zu hohen CO_2-Werte wird unsere Luft auch zunehmend giftiger und dreckiger und unsere Gesundheit weniger.

Wikipedia sagt: "CO2 ist ein klares Gas (Kohlenmonoxid), das bei der vollständigen Verbrennung freigesetzt wird." Aber eine vollständige Verbrennung ist selten. Die unvollständige Verbrennung erzeugt viel zusätzlichen Staub, auch Co2-Staub genannt.

Durch die große Menge an Feinstaub und CO_2-Staub in der Luft neutralisieren unsere -/- Luftpartikel in der Sonnenhitze immer schneller.

Die -/- Luftpartikel gleiten ähnlich wie bei Wänden an den viel größeren Staubpartikeln mit unterschiedlicher Temperatur entlang und durch die Luftwirbel wirken sie sofort einem +/+ Luftpartikel entgegen und neutralisieren diesen sofort.

Also haben wir selbst durch Feinstaub viel mehr von diesen Bausteinen als in der Vergangenheit. Aufgrund der hohen Toxizität von CO_2 werden Solarzellen zunehmend benötigt.

Ich hab seit 13 Jahren auf unserer Website, wo wir den verfügbaren Platz für Solarpanels pro Haus einfach verdreifachen können, indem wir Baugenehmigungen für ein nach Süden ausgerichtetes, vollständig geneigtes Dach erteilen. Kosten der Erbauer und der Käufer nichts extra und geht nicht auf Kosten von Wäldern und Feldern, sondern bietet viel mehr dringend benötigten Platz für Sonnenkollektoren.

Sonnenkollektoren in/über Straßenautobahnen und zwischen/über den Schienen nehmen ebenfalls keinen zusätzlichen Platz ein.

Nun lebe heute mit Zentralheizung ohne den alten giftigen Rauch. Aber wir haben auch zunehmend schlechte Luft mit genauso viel Feinstaub und CO_2, die bei vielen Menschen bereits große Lungenprobleme verursachen.

Abgesehen von den zusätzlichen Patienten mit Lungenerkrankungen haben wir in den Niederlanden nur 40.000 neue Krebspatienten pro Jahr. Aufgrund des zu hohen Feinstaubanteils wird erwartet, dass dies in den kommenden Jahren zu 400.000 Lungenkrebspatienten führen wird.

Werden wir diese große Zahl zusammen mit einer Eile drastisch reduzieren?

Die derzeit notwendigen Lastkraftwagen, Busse und Vans sind akut verpflichtet, auf 100km Batterien uber zu gehen? Dies wird in vielen Innenstädten bereits verpflichtend. Und natürlich mit Sonnenkollektoren auf den Dächern und Seiten der Lastwagen und auf den Anhängern. Und Trolly Bus Power System auf Autobahnen in Hügeln und Tälern?

Ersetzen Sie alle Diesellokomotiven durch elektrische. Diese schlürfen jeweils eine Million Liter Diesel pro Jahr. Ich sah das auf dem Discovery Channel, der eine Lokomotivfabrik besuchte. Sonnenkollektoren können auch an allen Wagen installiert werden, auch an den Seiten.

Unser Haus und Dusche Wasser Wärme durch Wärmepumpen = die alte Kühlschranktechnik, 3-mal mehr Wärmeabgabe. Seeschiffe wieder segeln Schiffe, jetzt mit Sonnenkollektoren auf dem gesamten Deck. Kleine

schiffe auch elektrisch. Alle Dächer von Fabriken und
Büros werden mit Sonnenkollektoren benötigt.

Wir haben zwar mehr Luft mit dem so gesund
-/- brauchen Luftpartikel notig, unsere Entdeckung ist
die große temporäre Lösung.

Bleibt,
unsere Luft muss sehr schnell, viel sauberer.

Auch wird die Luft innerhalb von 14 Tagen um die Welt
geblasen, also müssen wir alle wirklich unser Bestes geben.

Daher ist es besser, nicht dass viel gefährlichere Nanopartikel zu produzieren, was zu neuen Arten von
Krankheiten führen kann. Es wird vermutet, dass Kataly-
satoren Feinstaub in viel Nanopartikel verwandeln, und
dass Turbos aufgrund ihrer viel höheren Hitze auch sehr
viel Nano Feinstaub produzieren.

Also bewegen wir uns besser elektrisch und/oder mit
Wasserstoff.

Mit der Nase im Wind,

gibt -> gab dir,

auf dem Wasser,

mit Roller und Motorradfahren,
im Cabrio,

in der Höhe mit Skifahren,

jetzt mit täglichem Duschen

und schnüffeln Tee

ein großes Gefühl der Freiheit.

Kapitel 4
Das erste Problem und die Lösung.

Vor 10.000 Jahren lebten wir den ganzen Tag draußen in einer sauberen Luft.

Jetzt scheint es etwas in der Luft zu geben, das unser Körper jeden Tag sehr hart braucht:

frische Bausteine für neue Zellen.

*

Draußen weht der Wind, Luft gegen die Bäume, die Zweige, die Blätter und so weiter.

Ein Luftpartikel spritzt in Stücke, in positive und negative Luftpartikel.

Wissenschaftler nennen dies aufgrund einer ergänzenden Forschung zu Kernteilchen, Ionen, geladenen Teilchen. Sie kennen das Wort der Kreuzworträtsel. Ein geladenes Teilchen.

Unsere 4. Entdeckung ©. Dieser Begriff sollte bei eigener Recherche bleiben. Da wir diesem Begriff mit den
zerbrochenen Luftpartikeln begegnen, entsteht der
Eindruck, dass sie die anderen großen Quellen nicht gesehen haben. Die Sonne scheint auf dem Wasser, auf
dem Meer, Seen, Teichen und Gräben. Wasser ver-
dampft und ist somit die Quelle vieler -/- Luftpartikel
ohne geladen zu sein, weil sie in einer geerdeten Situation entstanden sind. So entstand das Sprichwort in der
Vergangenheit: "Das Meer zieht"

Vielleicht wird ein Gelehrter in Zukunft feststellen, dass
unsere Batterie durch diese winzige Ladung aufgeladen
wird. Wir kontrollieren unsere Muskeln elektrisch. Unsere Dusche und der Wind durch Reibung? Habe diese
Ladung. Oder ist es durch die Spaltung gekommen?

Diese Luftpartikel blieben in der Luft draußen im Wald
hängen, weil es praktisch keine Temperaturdifferenz
gibt, fast stationäre Luft. Aber auf der Straße und im
Haus neutralisieren sie sich schnell. Sie verschwinden
auch mit der Zeit, schneller durch wärmte, sehr schnell
durch Hitze, durch Kontakt mit Pflaster, Wänden, Dec-
ken, Fenstern, Fußböden, Heizkörpern, Fernsehern, PC-

Ventilatoren, heißen Stränden, Feinstaub und dergleichen.

Die Entdeckung mit dem Elektronenmikroskop.

In einfacher Sprache: Durch die Aufnahme dieser negativen Luftpartikel kann unser Blut Sauerstoff und diese Bausteine besser aufnehmen.

Und Sauerstoff ist ein wichtiger Rohstoff für unseren Körper, unsere Haut, unsere Muskeln, unseren Darm und unser Gehirn. Unser Gehirn, das uns körperlich und geistig kontrollieren muss.

Je mehr wir diese -/- Luftpartikel aufnehmen, desto mehr Bausteine für unser Immunsystem und unsere Gesundheit werden gesund, heilt uns, bekämpft Infektionen, beugt anderen kranken Menschen vor.

Wir bestehen aus vielen Zellen, jeden Tag verlieren wir viele Tausende und wir machen viele tausend neue Zellen von negativen Luftteilchen, unsere Körper haben etwas damit zu tun und wir zerfallen nicht in Wasser und einige Proteine.

Heutzutage nimmt die Menge der -/- Luftpartikel außen und innen erheblich ab. Wir stehen auf, gehen normalerweise mit dem Auto zur Arbeit, verbringen den ganzen Tag im Büro, essen abends, schauen Filme, benutzen das Internet, schlafen mit geschlossenen Fenstern. Früher war es besser, bei offenem Fenster mit einer zusätzlichen Decke zu schlafen.

Unser Körper ist jetzt kurz vor Bausteinen und unser Geist kommt nicht wegen der überfälligen Erhaltung unseres Körpers und Geistes zur Ruhe.

Bei unserem derzeitigen Lebensstil gibt es große Mengen an Zellen in unserem Körper, unser Immunsystem ist geschwächt und als Folge davon anfällig für die nervigsten unheimlichen körperlichen und geistigen Krankheiten, genau wie die Astronauten im Training.

Nach dem Studium dieser Luftpartikel haben wir den Eindruck, dass fast alle Krankheiten und Defekte durch die Verschlechterung unseres Immunsystems durch zu wenig gebrochene Luftpartikel verursacht werden.

Unser Immunsystem ging schnell unter, weil wir heute zu wenig duschen. Innerhalb eines Jahres ist es schon sehr falsch wie beim ersten Astronautentraining. Das können wir durch tägliches Duschen verhindern. Das Immunsystem wieder in Gang zu bringen dauert mindestens ein paar Jahre!

Wenn es schief gegangen ist, müssen Sie Ihre Ausdauer wieder auf den Standard bringen. Zusätzlich zu diesen Vitaminen müssen wir auch genug von allen anderen Vitaminen bekommen.

Hinweis: zusätzliches Vitamin eines Typs kann einen Mangel an einem anderen Vitamin nicht ausgleichen, nicht einmal an unseren Luftvitaminen, unseren -/- Luftpartikeln..

Für Tische mit vielen -/-Luftpartikeln und vielen zusätzlichen interessanten Informationen, lesen Sie unser nächstes extra Kapitel 5.

Kapitel 5
Die heilenden - / - Luftpartikel, und wurde du Nudist oder Naturist durch Wellness?

Die Bausteine unserer Zellen.

Fast jeder weiß, dass Sie renoviert haben, wenn Sie für einen Tag durch den Wald gegangen sind oder am Strand spazieren gegangen sind (tun Sie das innerhalb von zehn Metern der Brandung).

Aber nur wenige wissen, dass dies auf die so gesunden negativen Luftpartikel zurückzuführen ist.

Negative Luftpartikel kommen unter anderem in der Natur vor, am stärksten unter einem Wasserfall und in einem Wald. Weil Luftmoleküle unter dem Einfluss unserer Entdeckungen Sonnenlicht und Verdunstung und die alte Luft gegen Bäume oder sich bewegendes Wasser auseinander stoßen.
Auf diese Weise wird +/- vorübergehend zu +/+ und -/-.

Die Luftmoleküle kollidieren mit etwas, zerbrechen in kleinere Stücke und treiben in der Natur herum; die zerbrochenen Luftteilchen wollen nichts anderes als schnell wieder aufeinander zuzugehen; und brauche dafür nicht viel. Es scheint, als wären sie zueinander magnetisch.

Auf den Straßen, in Städten und im Haus werden Luftpartikel sehr schnell durch Turbulenzen in der Luft neutralisiert. +/+ und -/- zusammen werden schnell wieder +/-.

Vor 38 Jahren hatten wir schon kleine Büro Ventilatoren mit elektrischen "-/- Ionen" Machern.

In Teslas Elektroautos wird neben starken Luftfiltern gegen Staub und Pollen auch ein "Ionisator" installiert, wie in Raumstationen. Dies könnte in einer Raumstation funktionieren, da es wahrscheinlich sehr wenig Feinstaub gibt. Aber in einem Tesla- und einem Bürolüfter wird feiner Staub hier auch eine große Bremse für die erzeugten "Ionen" sein. Und Ventilatoren bilden riesige Luftwirbel, so dass die magnetischen Luftpartikel schnell wieder zu einem ganzen Luftpartikel werden. Wie bei einem Test unserer Quelle einen Meter weiter, hatten wir nicht viel davon, und mit Ventilatoren schon nach einem Dezimeter.

Auch in der Dampfkabine gehen die -/- Luftpartikel verloren, aber jetzt müssen sie einen kreisförmigen
Schlauch entlang der Innenseite passieren.
Und mit Luftbefeuchtern verschwinden die -/- Luftpartikel durch die Düse.

Was tun diese Luftpartikel für uns in dem Bericht von 1980?

Schema von 1980
Korrelation Ionenkonzentration und Wohlbefinden, die
Zahlen von vor 38 Jahren:

ein Lebensumfeld mit:

100.000-500.000 Ionen /cm³ Bitte lesen: -/- Luftteilchen
/cm³
stimulieren den Heilungsprozess des Körpers.

50.000-100.000 Ionen /cm3
Bakterien abtöten und Infektionskrankheiten reduzieren.

5.000 bis 50.000 Ionen /cm³

Verbessere unseren Abwehr und Widerstand.

1.000-2.000 Ionen /cm³
sind unverzichtbar für eine gesunde Umwelt.

50 Ionen /cm³ - oder der Verlust Ihres Immunsystems.
Führen zu physiologischen Störungen und Ihr Widerstand fällt auch weg, kurz, Sie werden krank.
Wenn dein Immunsystem so schwach geworden ist, haben die allgegenwärtigen chronischen und anderen Bakterien die Chance, sich explosiv in deinem Körper zu ver-
mehren und wir sind so wehrlos gegen Krebs und andere gruselige Krankheiten, die wir manchmal selbst machen und/oder wachsen lassen.

Die Anzahl der negativen Ionen pro cm3 an ver-
schiedenen Stellen ist unter/an/in:

Wasserfall ,:
20.000-70.000 pro cm3

*Unsere Entdeckung © - die heiße Dusche 20.000.000 und
mehr!* Viel mehr als nur unter einem Wasserfall! Und unser heißer Tee wahrscheinlich wahrscheinlich viel mehr,
aber unsere Zähler stoppten bei 20.000.000 Obwohl wir
den ganzen Tag nicht dabei sind. aber der Faktor Zeit ist

einfach durch dich zu arrangieren, und das ist gleihzeitig auch der heilende Effekt.

Im großen Wald 1980: 50.000 pro cm3
Wo viele Sanatorien sind! (Aber in 1960 viel weniger Feinstaub, wahrscheinlich um 100.000en höher)

Aber das waren die Messungen von 1980, aber wir sind gespannt, was diese Werte in 2018, 1950, 1900, 1850, 1800, 1750 und früher waren.

Neue von uns entdeckte -/-Ionen durch UV-Strahlung ©: auf kleinen Seen, Kanälen usw.:

5.000 und höher pro cm3

Bergen en zee: 5.000 per cm^3

Stadsrand, weide, veld: 700-1.500 per cm^3

Stadspark: 400-600 per cm^3

Aufgrund höherer Trockentemperaturen wie in Südeuropa mit sommerlichen Temperaturen über 40 ° C; zerstöre heiße Steinwände, aufgrund von Turbulenzen auch die - / - Luftpartikel.

und platziert Städte große Fontänen seit Jahrhunderten
-> der Wasserfall-Effekt!
und höher in Europa hatten wir Städte mit immer mehr
Bäumen.

Bürgersteig: 100-200 pro cm3

In einem Haus in der Innenstadt: 40-50 pro cm3

Geschlossenes Büro mit Klimaanlage: 0-25 pro cm3

*

Aber jetzt (vor kurzem, 2 Jahre nach der Entdeckung, die in unserem Buch beschrieben wurde), wurden die neu-esten internationalen Beschreibungen von - / - Ionen jetzt veröffentlicht:

"Verdampfendes Wasser erzeugt - / - Ionen in der Luft"!

Daraus ergibt sich nun aus einer anderen Quelle, dass man auch -/- Ionen mit der Verdampfung von Wasser er-zeugen kann.

Und sogar im <u>Inneren</u> kann durch die Verdampfung von heißem Wasser erzeugt werden.

Jetzt ist viel klar und wir bekommen viel mehr Einblick in die Vergangenheit.

*

Dies geschah vor 3000 Jahren bei 30-35°C löyly in der alten feuchten Maya-Sauna.

*

Und auch unsere große Entdeckung!
Beim Duschen mit dem Kopf in der Nähe der Quelle, vor der Turbulenz, können die Wände und Partikel die gesunden Luftpartikel neutralisieren.

Also auch Dampfduschen, Regenduschen und Duschen. Duschen regt auch die Durchblutung an, wirkt beruhigend und lindert Muskel- und andere Schmerzen.

Wir machen das auch nach der Sauna, nach dem Whirlpool, nach der Dampfkabine, nach dem Saunieren, nach 33°C Grad Freibad, nach einer anderen Sauna usw. Das

Duschen ist heutzutage so normal, wir sahen es nicht als Quelle, aber die heiße Sauna hatte eine große Wirkung, so dachten wir fälschlicherweise, dass die heilwirkung von der sauna kam.

Eine Dusche, ein Whirlpool und ein heißes Freibad verwandeln Luft auch in positive und negative Luftpartikel und wirken so auch als sehr starke Quelle von -/- Luftpartikel.

Heutzutage sehen wir in Schwimmbädern immer mehr den 1 Meter hohen Mini-Wasserfall mit dem Briefkasten-Look, der auch viele Luftpartikel produziert.

*

Helfen Sie, noch mehr unabhängige Studien zu ermöglichen.

Werde ein Fan des Sauna Fanclubs .nl
Weitere Informationen finden Sie auf der Seite beitreten.

*

Sie können sie nicht sehen, riechen oder schmecken. Aber in der Nähe von Bergen, dem Strand und Wasserfällen, oder nach einem guten Gewitter, gibt es große

Mengen von Luftpartikeln in der Luft, aber manchmal spürt man es.

Einige Beispielen:

Manchmal ist es im Haus so stickig, dass man die Türen zum Lüften öffnet, dann spürt man sofort den Unterschied zwischen der alten neutralisierten Luft und der neuen Luft, gefüllt mit -/- Luftpartikeln, die wir dann als Frischluft erfahren.

*

Wenn Sie vom Hauptbahnhof zum Dam-Platz in Amsterdam gingen, unter der fröhlichen festlichen Fülle von Fahnen, Wimpeln, vorbei am gepflasterten Gerüst der Ausflugsboote und im Wind des IJ,

dann hattest du dich irgendwie frei gefühlt.

Touristen kamen immer wieder, um dieses Gefühl wieder und wieder zu erleben.

Amsterdam wurde weltberühmt,
bis ein Stadtratsmitglied, der unsere Kultur nicht kennt,
in Zentrum unsere uralten Flaggengeräte verbot.

Sünde!

Wir wollen unseren uralten eigenen gesunden, holländi-
schen
permanent verschwenderisch festlich (-/- Luftpartikel
ansteigend) Fahne Kunst Kultur zurück.
*

Knoten Sie auch einige goldene goldene Blumen
Zierbänder an Ihrer Autoantenne,
Büroliebhaber, Fahrrad, Roller, Balkon, Boot usw.

Und als stiller Protest vor einem Pflicht leerer Flaggen-
stab.

*

Unser Unterbewusstsein lasst uns immer sich immer
wieder zuruckkehren auf Orte, Wälder, Strände, Seen,
Saunen, unter wehende Fahnen
wo es eine Fülle von -/- Luftpartikeln gibt.

Wenn wir dies zuerst an einem See oder in einem Wald
erleben, dann will unser Unterbewusstsein das immer
wieder. Wir wurden vor allem Wassersportler, Saunisten, Wanderer, Motorradfahrer usw.

Dies ist oft der Grund, warum wir uns durch unser Unterbewusstsein für bestimmte Feiertage entscheiden.

Wir wollen mehr und mehr gesund,
Und immer mehr draußen.
Unser Unterbewusstsein will mehr und Wiederholung,
weil es fehlt -/- Luftpartikel.

Irgendwann beginnt Kleidung sogar zu irritieren
und viele wurden seit Jahrhunderten Nudisten und Naturisten.

Wir wissen jetzt warum.
Wir absorbieren 15% der -/- Luftpartikel durch Einatmen
und bis zu 85% absorbieren wir durch unsere Haut.

(In 1cm³ gibt es ungefähr 100 Millionen ganze Luftpartikel, so klein sind Sie.)

Aber es ist jetzt größtenteils von Kleidung bedeckt.
Wann unser Unterbewusstsein dahinten kommt, wollt
es diese Kleidung weg. Schon seit Jahrhunderten. Dann
fühlst du dich viel besser in deiner eigenen Haut.

Jetzt, wo dies bekannt ist, wird sich die Anzahl der Nu-
disten/Naturisten sicherlich verdreifacht.

Ein schönes Detail.

Unser Unterbewusstsein lernt vom eigenen Körper oder
durch das Lesen dieses selbst jetzt, dass dies sehr gesund ist.
Ihr Unterbewusstsein ist manchmal sehr schlau.

Dein Unterbewusstsein hat immer danach gesucht. Hast
du wegen der Nacktheit Schwellenangst? (Sie hatten
sich selbst oder waren Sie aufgewachsen). Dann reduziert Ihr Unterbewusstsein, nachdem es aus eigener
Erfahrung bemerkt oder vermutet hat, dass dies für
Ihren eigenen Körper so gesund ist, Ihre Angst nackt zu
gehen. Nach 3 Wochen wird Ihr Unterbewusstsein Sie
jetzt auch zu einem Wellness-Resort schicken.

Deshalb hat unser 10-Schritte-Plan auf www.saunafan-
club.nl auch so enorm gepunktet.

- Das kann auch eine Wald- oder Wellnessumgebung
  sein.
- Leute, die viel draußen sind (Naturisten sind auh mehr

draußen und sind daher viel gesünder).
- Der Strand, Sonnenurlaub.
- An oder auf einem See (und dann oft
  Wassersportler)
- Camper, im Freien, im Wald,
  an den Stränden.
- Es kann auch eine Stadt oder eine Region sein.
- In Ihrem Garten, auf Ihrem Balkon.

Vor ein paar Jahren, nach vielen Wochen Regen in Holland, kam ich auf einem kleinen Hügel auf meinem Weg durch Südfrankreich. Ich sah viele Kilometer bewaldeter Hügel in allen Windrichtungen in einem immer noch starken Wind. Gigantische Mengen negativer Luftpartikel in reiner Natur. Da du nur draußen warst, hast du gespürt, wie dein Körper die -/- Luftpartikel aufgesaugt hat.

Du brauchst nichts, nur da zu sein war genug,
dein Unterbewusstsein kommt zur Ruhe,
es hat dich (wieder) in eine heilende Umgebung gebracht.

Ich hatte es vorher auf einem Boot auf einem See in einem Naturschutzgebiet gespürt.

Später schaute ich auf die Karte, wir fielen unter die etwas niedrigere Gemeinde Dieulefit und ich lachte.

Man hatte diese Lourdes-ähnliche Heilwirkung sehr früh bemerkt und konnte sie nicht erklären und rief deshalb das Dorf zu Gott, damit sie nicht wegen Hexerei auf den Feuerstapel kommen. Dieu = Gott.

VIELLEICHT WERDEN UNSER NEUES WISSEN UNSERER HEALING-GEBÄUDE-BLÖCKE VON UNSEREM KÖRPER NOCH BLEIBEN, DAHER HIER FÜR EXTRA REZENT BEWEISEN.

Um 1956 wurde uns von einem Bekannten mitgeteilt, dass TB (Tuberkulose) eine tödliche Krankheit habe. In der Vergangenheit bist du gestorben. Unser Freund wurde an ein Sanatorium in den Wäldern bei Zeist weitergeleitet.

Wir waren dort. Am Morgen gingen alle Betten nach draußen, in den Regen und in die Nacht hinein; aber die Fenster und Türen blieben immer offen.

UND DIE PATIENTEN WURDEN GEHEILT ! ! !

Auch unser Freund.

(Für die hohe Luftverschmutzung war der Wert wahrscheinlich viele 100.000en höher.)

Es dauerte einige Zeit, genauso wie der Verlust unseres Immunsystems, aber es hat funktioniert.

Es wurde zu der Zeit vermutet, dass es wahrscheinlich mit Sauerstoff zu tun hatte, also wussten sie es nicht. Außer dass es nicht normal funktionierte, aber im Wald funktionierte es zu dieser Zeit. Genauso wie in Sanatorien in den Bergen der Schweiz.

Das Elektronenmikroskop mit den Antworten kam viele Jahre später.

Unser Unterbewusstsein kommt dann zur Ruhe, es hat endlich seine "Vitamine" und auch im Überfluss.
Dies bringt auch unser Bewusstsein zum Frieden.

Dan kommt zur Ruhe.
Wird auch häufig von Wassersportlern und Fischern gehört,
wan sie lange und draußen oder auf dem Wasser sind.

*

Im Frühjahr und Sommer treten Luftpartikel in größerer Anzahl in der Luft auf als im Winter.

*

Warum werden sie Vitamine aus der Luft genannt?

-/-Luftpartikel erhöhen auch die Sauerstoffzufuhr zu unseren Gehirnen, was unsere Müdigkeit reduziert, unsere Aufmerksamkeit erhöht und auch unseren mentalen Energielevel und unser Immunsystem verbessert.

Diese -/- Luftpartikel sind also auch die grüne Energie für unseren Körper und Geist.

Bio-Wissenschaftler haben gezeigt, dass negative Sauerstoff-Ionen in unserer Atemluft sehr wichtig für unseren Stoffwechsel sind. Der Körper verbrennt mit Sauerstoff Sauerstoffkomponenten wie Fett, Kohlenhydrate und Proteine zu Kohlendioxid und Wasser.

Siehe Kapitel 7, wie Sie damit leichter und besser ohne Hunger abnehmen können.

Da die Inhalation von ionisierter Luft die Konzentration von Sauerstoff im Blut erhöht, arbeiten die einzelnen Organe und der Zellstoffwechsel besser.

Große Mengen von negativen Ionen können unser Immunsystem stärken, wodurch wir unter anderem Grippe bekommen.

Also schwingen Sie nie mit Handtüchern in der Sauna damit wischen die letzten Vitamine aus der Luft, wo wir es gerade um getan haben.

Hoofdstuk 6
Ziekenhuis 21e eeuw

Wie man sein eigenes Immunsystem kann verbesseren.
Und möglicherweise von alle Ihre Mitarbeiter.

Auch von Krankenhauspersonal und Patienten, können sich leicht gegen feindliche Bakterien und Viren verbessern.

Jetzt haben wir die enorme Stärke unseres Immunsystems hat weit verbessern und gesünder durch Duschen, meine Entdeckungen© in der 38-jährigen High-Tech-Forschung über die Wirkung von -/- Luftteilchen (siehe

Kapitel 1 und 5), ich sehe Das ist erst der Anfang und vieles mehr möglich ist.

Aufgrund der erhöhten hohe Menge an Feinstaub in unserer Luft müssen wir uns schnell anpassen. Vor allem jetzt, wo wir wissen, wie das so einfach möglich ist. Gesundes Leben ohne Flugzeuge, ohne Diesel, ohne BBQ, ohne Steinkohle, Holz, Kohle, Briketts, Gas, Ölheizung usw.

Flugzeuge und Diesel werden auch nicht mehr fahren, wenn keine Menschen mehr da sind. Also, bis wir bessere Lösungen haben wie elektrischen oder 100% sauberen Wasserstoff, sonst sind wir nicht mehr da.

Idee: wenn alle Patienten zweimal am Tag (doppelte Dosis) 10 Minuten (4x) duschen und / oder 4 x 60 Minuten zum Teedampf schnupfen (48x), oder zusammen, ihr Immunsystem und ihre Abwehr enorm ansteigen, viel gesünder, Menschen wurden besser reagieren auf Medikamente, schneller und besser heilen; und jeder ist auch besser gegen die Krankenhausbakterien und andere Bakterien und Viren ausgerüstet.

Es ist daher besser, sich täglich im Voraus zu duschen, bevor Sie ein Krankenhaus oder eine Klinik aufsuchen.

Auf diese Weise können Sie die Schwachen im Kranken-haus weniger schnell infizieren und werden auch weniger ignoriert.

Für Krankenhauspersonal ist es daher auch sehr wichtig, zweimal täglich zu duschen. Auch Bakterien gegen das Krankenhaus und Kreuzfahrtschiffe. Arbeitslose und ältere Menschen, weil viele Menschen aufhören, täglich zu schneiden. Kurz gesagt, wichtig für die gesamte Bevölkerung und unsere Krankenkassenprämie.

Nicht nur zu duschen, sondern <u>auch zu wissen warum</u>, ist sehr wichtig, um bei guter Gesundheit zu leben und älter zu werden, ohne an Gruselkrankheiten zu leiden.

Bessere Langzeitpatienten und/oder solche, die nicht duschen können, verbessern ihr Immunsystem täglich mit Tee. Dies scheint viel besser, schneller und viel billiger als jetzt.

All dies wird zu einer deutlich niedrigeren Krankenversicherungsprämie von 25% pro Jahr in den kommenden Jahren führen.

Und auch auf die Kosten der Krankheit für Sie und Ihre Mitarbeiter, wenn Sie eine haben.

Nur die Niederlande können mit diesem Buch schon Milliarden einsparen. Nur 1 der 10 Krankenhäuser werden uber bleiben.

Kapitel 7
Fettleibigkeit, unser Unterbewusstsein und einfacher Gewichtsverlust.

Unser Unterbewusstsein der unseren Herzschlag, Atem, unsere Organe 24 Stunden am Tag reguliert. Und unser Essen ! (obwohl viele sagen werden, dass ich 100 Jahre voraus bin).

Bei schwangeren Frauen sehen wir plötzlich Verlangen nach Hering und Säurebomben, wenn ihr Körper es braucht. Aber in unserer aktuellen täglichen Situation mit Supermärkten mit frischem Gemüse das ganze Jahr über, sind wir eher von Angebot und Appetit geleitet.

Was Supermärkte gerne kombinieren.

Gut zu wissen.

Bio-Wissenschaftler haben gezeigt, dass Sauerstoffpartikel in unserer Atemluft sehr wichtig für unsere Ver-

dauung sind. Der Körper verbrennt mit Sauerstoff Sauerstoffkomponenten wie Fett, Kohlenhydrate und Proteine zu Kohlendioxid und Wasser.

Und das wollen wir so sehr; Gehen Sie also nach
draußen und spazieren Sie, nehmen Sie eine Dusche und
schnupfen Sie anschließend den Teedampf.

So einfach ist das!

Wie verhindern wir, dass einige Kilo ankommen? Das ist
auch einfach.

Derzeit wird viel Lebensmittelforschung betrieben. Besser viel Gemüse, fetter Fisch, Hühnchen, Fleisch, keine
Kartoffeln, keine Nudeln, kein Reis, wenig Kohlenhydrate (= Zucker) und Vollmilchprodukte, also volle Butter
und auch volle Schlagsahne sind gut. Keine leichten Produkte, keine Margarine, keine Streichkäse. Besser ein
Stück alten 48+ Käse. Und nur mit Olivenöl backen. Die
Kombination von wenig Kohlenhydraten und Voll-
milchprodukten ist erstaunlich. Ich habe jetzt seit einem
Jahr jeden Tag durch diese andere Diät kilo's fallen ge-
lassen.

Einfach googeln, die Entwicklungen stehen nicht still.

Hunger ist die Forderung unseres Körpers nach Speichel und fetthaltigen Lebensmitteln. Mit einer kleinen Menge hält dein Magen an, ich habe genug. Früher waren wir Fettbinder, aber Kohlenhydrate sind Zucker. Und dann kommt das Signal nicht und wir hungern weiter und essen und essen. Und immer dicker werden.

Wenn wir dicker werden, brauchen wir auch mehr Bausteine und Insulin.

Indem Sie besser essen und mehr Fett essen, sind Sie weniger hungrig. Sie werden nicht grün von Gemüse, Sie werden nicht fett von Fett. So können Sie auf gesunde Weise abnehmen. Also ohne Hunger und ohne Jojo-Effekt.

Früher dachten die Lehrer, dass man jeden Bissen 30 Mal kauen musste. Es ist gewöhnungsbedürftig, aber viel mehr Kauen funktioniert viel besser. Du bringst deinen Teller nur zur Hälfte fertig. Dann hört dein Magen schon auf, ich habe genug.

Der Rest von dem, was auf Ihrem Teller ist, müssen Sie nicht mehr ab zu trainieren. Auch nützlich für Diabetiker.

Aber diesen Speichel, indem Sie Ihre Nahrung gut kauen, sind wir leider vergessen.

Durch das lästige Kauen sind Sie auch motivierter weniger ungesunde Snacks zu essen. Nehmen Sie eine Scheibe alten Käse und Ihr Hunger nach Zucker und Süßigkeiten ist Stunden entfernt.

Außenluft und bewegen. Vorzugsweise so lange wie möglich.
Wenn Sie spazieren gehen, können Sie sehr schnell Ergebnisse sehen und die meisten von ihnen werden jetzt auch ein bisschen länger laufen. Auf diese Weise werden Sie sich besser und besser fühlen und Sie werden glücklicher und motivierter.

Wer im Bikini, in der Sauna oder beim wohltuenden 33°C Wellness-Freibad keine lustige Figur haben will.

Vorzugsweise kohlenhydratarmes Essen. Niemals mehr frituren und viel Wasser ohne Zucker trinken, aber nicht während des Abendessens. Besser kein Alkohol, Alkohol sind auch Zuckers und damit pure Energie.

Es ist sehr einfach, gewöhnungsbedürftig. Es ist eine Frage der richtigen Entscheidungen.

Wir essen Fleisch, Huhn und Fisch. Geräuchertes Hühnchen und fettige Fisch sind auch sehr gesund. Wenn wir Fischfilets in der Pfanne mit etwas Olivenöl oder im Ofen oder in der Mikrowelle mit einigen Fischgewürzen oder Zitronensaft backen, dann haben wir 5 Sterne Mahlzeit.

Wir essen keine Kartoffeln, keinen Reis, keine Pasta-Gerichte wie Makkaroni, Spaghetti, Nudeln und so weiter. Wir werden uns schon besser in unserer Haut fühlen. Scoop mehr Gemüse. In Bohnen und Erbsen gibt es auch fast keine Kohlenhydrate, sondern die benötigte Faser für unseren Stuhlgang.

Und esse etwas Bataan, das heißt Süßkartoffel im Laden, aber es ist keine Familie unserer Kartoffel. Bataan hat auch keine Kohlenhydrate.

Brot, Kuchen und Gebäck enthalten nicht nur viele Kohlenhydrate, sondern auch fabrikmäßig gehärtetes Fett. Hier kann unser Magen nichts verarbeiten und wird auch als Fett gespeichert. Was nicht von falschen Dingen isst oder trinkt, muss man nicht ab trainieren, das spart die Hälfte.

Von unserer notwendigen Bewegung fallen Sie (1x) ab, wenn Sie also Sport machen oder lange Spaziergänge machen, haben Sie auch mehr heilende -/- Luftpartikel und motivierter (2x) und eine bessere Verdauung (3x) brennt mehr.
Keine neuen Kohlenhydrate (4x).
Mit besserem Kauen, 5x besserer Gewichtsverlust.
Und mit weniger (6x) frei von falschen Fetten (7x) ist abwechslungsreiches (8x) Essen ein voller Erfolg.

Fügen Sie etwas Zeit hinzu (9x) und sehen Sie, dass Wunder geschehen.

Und nur als Belohnung können Sie ein kleines Stück schwarzer Schokolade nehmen.

Mit längeren Übungen im Freien und langen Duschen geht alles besser und leichter in Ihrem Leben.
Du wirst immer glücklicher.

Im Falle einer großen Knappheit unseres neuen Vitamins fühlt Ihr Unterbewusstsein, dass die Dinge falsch laufen.

Unser neues Vitamin ist zu klein und braucht zu lange, um erkannt zu werden.

Bei Fettleibigkeit scheint es so zu sein, dass das Unterbewusstsein denkt "Vitamin C ist in der Nahrung, und ich habe eindeutig sehr viel Vitamin zu wenig, also lasst sie uns essen."

Zusammen mit unserem derzeitigen viel zu wenig Kauen, nur mit gutem Speichel für gekaute Nahrung, hat unser Magen etwas an, der Rest als Fett gespeichert. Was wir früher gelernt haben und was die meisten jungen Menschen heute nicht mehr zu lernen scheinen.

Wir durften nie während des Abendessens trinken. Wir sollen Speichel durch unser Essen kauen.

Und mit unserem nicht allzu gesunden Fast Food und oft frittierten Speisen ist das Desaster komplett und Ihr Unterbewusstsein wird Sie immer mehr dazu drängen, diese Vitamine zu essen, aber das wird nicht funktionieren.

Dein Unterbewusstsein wird immer ungeduldiger, weil es fühlt, dass diese Zeit zu kurz ist. Berührt Panik. Eine Quelle der Verzagtheit, Selbstmord und Gewalt, und kann jetzt auch verhindert werden. Widerspenstige Kinder? Menschen ?

Wenn dein Unterbewusstsein ungeduldig oder mürrisch ist, bist du ungeduldig und mürrisch.

Dann wirst du immer wieder aufwachen, du willst dein Bett nicht raushaben etc.

Wir kennen bereits die Lösung, bessere Ernährung, Bewegung wie Laufen viel, viel Radfahren, viel Duschen und viel Tee schnupfen für eine lange Zeit.

Aufgrund der zusätzlichen neuen Vitamine wird auch Ihr Verdauungssystem immer besser funktionieren.

Mit der Belohnung, wenn Ihr Körper wieder zu 100% ist, wachen Sie mit einem Lächeln auf, Ihr Unterbewusstsein ist so glücklich, dass es keinen Vitaminmangel hat. Und du wachst auf und lachst.

Und so kannst du mit einem großen Sinn für Freiheit 100 werden, lächelnd, klar und ohne ernsthafte Krankheiten.

Jetzt, wo wir wissen, wie es funktioniert, wird es viel einfacher.

Und in der Sauna, denken Sie nicht, dass die alte medizinische Quelle in der Hitze ist und mit einem hohen Risiko von Asthma heißer wird.

Unsere Proteine erstarren bei 100°C und absorbieren dann keinen Sauerstoff mehr.

Aufgrund des hohen Anteils an Feinstaub und Nanopar-
tikeln empfiehlt es sich, vorerst nicht über 70°C in die
Sauna zu gehen.

Kapitel 8
Das 2e Problem und die Lösung.

Irgendwann in den letzten 10.000 Jahren haben wir angefangen zu reden.

Die Meinungen darüber, wann genau das vor 3000 oder 7000 Jahren war? Aber das ist für uns nicht weiter wichtig.

Wie bereits erwähnt: "In der Entwicklung des Menschen sprechen wir immer in sehr großen Mengen von Jahren. Die letzten 10.000 Jahre wurden hier wie gestern verglichen.

Wir waren nicht in der Lage, uns darauf einzustellen, und das ist jetzt oft falsch. In unserem gegenwärtigen schlampigen Sprachgebrauch kommt es zu Kurzschlüssen und dadurch manchmal zu unangenehmen Geisteskrankheiten.

Wir haben auch einen sehr schnellen sprachunabhängigen Teil in unserem Unterbewusstsein, bevor wir anfingen zu sprechen. Was es einfach nur sehr schnell darauf anspricht, wie viel etwas wiegt, fühlt Temperaturen, spürt die Oberfläche von Dingen, die wir berühren, ansprechen, passt unser Gleichgewicht an, damit wir beim Gehen, Tanzen, Laufen und Radfahren usw. nicht stürzen.

Wenn unser Unterbewusstsein in der Sprache zuerst mit unserem Bewusstsein kommunizieren sollte, wären wir bereits auf der Straße gefallen, bevor unser Bewusstsein eine Chance bekommt zu antworten. Obwohl es anfängt laut zu lesen.

Unser Bewusstsein: Wir denken jetzt in einer Sprache, und hier entstehen bald Probleme. Wir sind nicht nett in unserer Sprache. Wörter haben oft unterschiedliche Bedeutungen in verschiedenen Situationen. Auch in verschiedenen Bereichen mit oft unterschiedlichen Eigenschaften, wie zum Beispiel unserem Wort Ionen.

Und es gibt oft mehrere Wörter in einem Satz, die Bedeutung dieser Wörter wird erst deutlich, wenn wir wissen, worum es geht. Aber ein Lehrer oder ein Sprecher,

in dem wir in einem Gespräch gezeichnet wurden, geht weiter.
Wir sollten den Satz nochmal durchsehen, aber der Lehrer, Redner ist schon 2 Sätze weiter.

Darüber hinaus müssen wir jetzt enorme Mengen korrekter, falscher und irreführender Informationen verarbeiten.

Jetzt haben wir eine Art Notizblock/Arbeitsspeicher in unseren Köpfen, wo wir viel lösen können. Aber unser Arbeitsspeicher kann wegen offener Gesundheitsprobleme voll werden. Diese Probleme musste zuerst gelöst werden, sonst würden wir sterben.

Als wir anfingen zu reden, haben wir bereits unser Arbeitsspeicher ausgestreckt, wir sind viel erfinderischer geworden und in dieser Zeit haben wir das Rad erfunden.

Aber mit der Sprache gibt es mehr und mehr Probleme; auch finanzielle Probleme. Kinder schaffen auch ihre Probleme. Wenn es immer noch emotionale Probleme gibt, scheint es, dass nichts mehr Erfolg hat. Unser Arbeitsspeicher ist voll.

Die Armee unseres Arbeitsspeicher, je mehr Platz, desto klüger werden wir.

Eifersucht von anderen und von uns selbst ist der größte Problemmacher und alles über Wellness. Hier bekommt man schnell den größten Unsinn.

Wird mit Sex zu tun haben, sagen sie. Diskussion ist sinnlos, du gewinnst nie. Geben Sie ihnen einfach dieses Buch zu ihrem Geburtstag mit einer schönen goldfarbenen Schleife um sie herum. Das wirden dann Freunde fürs Leben.

Die Lösung!

Unsere Augen benutzen 66% unserer Gehirne + was wir sehen 10% = zusammen etwa 75%.

Wir können diese immense Kraft nutzen, um unser eigenes Arbeitsspeicher aufzuräumen. Wir haben das eigentlich schon in der alten Maya-Sauna gemacht, dann hatten wir kein Licht und wir saßen im Dunkeln. Heutzutage schließt du deine Augen und schläfst nicht ein.

Die Menschen aus Indien wurden später sehr schlau, sie sahen, dass unser Bewusstsein oft mit diesen 75% ging und zur Party ging. Wir wurden super kreativ, erfindungsreich usw.

(Wenn unser Arbeitsspeicher bald sauber ist, macht das super Spaß, dies zu tun, und auf diese Weise kann man Rembrand, Van Gogh oder Einstein werden.)

Sie hatten dafür in Indien eine Lösung gefunden. Wenn wir bewusst an ein Wort denken, fixieren wir so unser Bewusstsein mehr oder weniger. Dies ist jetzt besser bekannt als Meditation.

Und unser superschnelles Unterbewusstsein kann mit diesen 75% arbeiten, um ein Problem in unserem Arbeitsspeicher gleichzeitig zu lösen. Dafür müssen wir uns zuerst vollständig entspannen, das dauert jeweils 30 Minuten.

So stellen nicht die Dampfraumthermostat höher als 40 Grad Celsius, sonst sind wir dann zu angespannt und wir sind nicht unsere 30 Minuten entspannt. Leider ist der Thermostat heute bei viele zu hoch. Hart zu machen ist dumm und verursacht immer Unfälle und eine Verschwendung der jahrhundertealten Heilwirkung, die jetzt verloren geht.

Haben Sie mehr Probleme ? Mehr Sitzungen !

Mehr Sitzungen sind kein Problem. Sitzungen sind nicht schädlich, Sitzungen sind sogar sehr gesund.
Unser Unterbewusstsein kann auch andere überfällige Wartungsarbeiten an unserem Körper und in unseren Köpfen durchführen.

*

Es kostet nichts, wir werden geistig und körperlich gesünder, ruhiger und positiver.

Wir erleben dies am nächsten Tag, wenn wir uns super entspannt, gesünder und sehr entspannt fühlen, den Wohlfühl-Effekt.

*

Auch bei einem anstrengenden Tag voller Probleme und einem Rückschlag sind wir oft ein paar Minuten mit geschlossenen Augen unter der heißen Dusche, um uns zu entspannen.

*

Schon seit der täglichen Dusche waren wir immer viel schlauer, oder?

Immer schlauere Produkte.

Oder hast du es nicht bemerkt?

In ein paar Jahrzehnten haben wir angefangen zu duschen, unter anderem superschnelle PCs mit Google und mit riesigen Erinnerungen.

Routenplaner, die wissen, wo sie sind.

Drahtlose Smartphones mit Internet und vielen Gadgets.

Autos, die nachts updaten und am nächsten Tag neue Tricks machen können.

Es scheint, als könnten wir zaubern.

Kapitel 9
Die goldene Kombination.

Wenn wir Kapitel 5 + 8 gleichzeitig machen, verstärken sich diese Heilkräfte einander mehr und mehr.

Deshalb sind diese 30 Minuten so wichtig. So viel mehr -/- Luftpartikel und Abwicklungskosten nehmen beide viel Zeit in Anspruch. Und bevor unser Unterbewusstsein an unserem Arbeitsspeicher arbeiten kann, braucht es viel Zeit.

Und so sehen wir auch, dass Wärme, immer schön, sicher 30 Minuten in, aber höher als 35-40°C hier keinen Einfluss hat und nur unsere dringend benötigte Heilungszeit schnell reduziert und dass wir zu angespannt sind und viel weniger dazu Ruhe. Wenn wir uns in einer -/- Luftpartikeln reichen Umgebung befinden und wir unser Unterbewusstsein an diesem Tag arbeiten lassen, passiert etwas Gigantisches.
Die zusätzlichen "Ionen" machen uns körperlich gesünder und unser Geist funktioniert auch besser. Das macht

unseren Körper noch gesünder und unser Geist wird noch besser funktionieren usw. usw.
Deshalb wurde dieses Buch ursprünglich nicht welllness3, sondern Wellness^3 genannt. 3 x 3 x 3 = 27x

Da amazon.com den Titel Wellness^3 international nicht verarbeiten konnte, trägt dieses Buch nun den Titel "Ihr Immunsystem schreit SOS"

Und so entstand eine große Heilkraft3, die in der Zeit Karls des Großen 800 n. Chr. Das Urteil zum Leben erweckte: "Wenn die (30°C) Sauna nicht hilft, dann hilft nichts mehr." Und weil 30°C nicht so heiß war, trug ein paar Zweige dazu bei, dass es sich viel wärmer anfühlte.

Die Blätter drückten unsere schützende Luftschicht kurz zur Seite, so dass es sich wärmer anfühlte.
Und so hat die alte Maya-Sauna zum ersten Mal Geschichte geschrieben.

Da viel über Meditation geschrieben wurde und sehr wenig über das ziemlich neue Phänomen -/- Luftpartikel, hier ist ein zusätzliches Kapitel 5 über die gebrochenen -/- Luftpartikel.

Gehen Sie immer zu Ihrem Arzt, wenn etwas nicht stimmt. Denke nicht, dass ich mich selbst heilen werde. Mit dem Feinstaub in unserer jetzigen Luft haben Sie jetzt wenig Zeit. Medikamente wirken besser in einem gesünderen Körper und mit mehr -/- Luftpartikeln (durch Schnupfen von Tee) und Medizin wird Ihren Körper oder Geist besser und schneller heilen.

Kapitel 10
Die vierte heilende Zutat.

Was wir zu Hause seit Jahrhunderten taten.

Ein heilender Duft mit einem Zweck.

Als du jung warst, warst du wahrscheinlich schon so erkältet, dass deine beiden Nasenlöcher geschlossen waren.

(Groß) Mutter legte einen Kessel Wasser auf das Feuer, Das Waschbecken kam auf den Tisch. Du musstest darüber gehen, mit einem Handtuch über deinem Kopf, du schließt automatisch deine Augen und etwas Eukalyptus-Extrakt wurde in das heiße Wasser gegossen.

Und (Groß) Mutter hat in der Zwischenzeit angefangen, hausgemachte Hühnersuppe zu machen. Laut allen Großmüttern früher, in vielen Ländern, Heilung für fast jede Krankheit.

Und sie hatten Recht, siehst du, wie das kam?

Als das Wasser fast abgekühlt war,
du wolltest von unten gehen, aber Mutter sagte: "Ist
deine Nase schon offen?" Nein, gerade dann.
In dem Moment, in dem Sie krank waren, öffnete sich
nach 30 Minuten normalerweise ein Nasenloch nach
dem anderen, das dann leer in die Spüle lief.
Du wolltest nicht dort sitzen und du könntest komplett
pink aufhören.

Wir haben auch hier gesehen: Wärme dampfender
feuchter Luft, unsere -/- Luftpartikel, der geschlossene
Augeneffekt, wieder die goldene Kombination.

Und als Extra der weithin gelobte heilende Eukalyptus.

Und als Nr. 1?

Die wichtigste Zutat in allen Formen von
Wellness/Sauna /Spas ist wieder,

der uralte Faktor der Zeit!

Mindestens diese 30 Minuten wieder!

Diese alte Veranstaltung auf dem Küchentisch ist daher genau so wie in der alten Maya-Sauna.

*

Auch bei Kamille und anderen Teesorten sitzen Menschen oft nahe daran, den Geruch des warmen Wasserdampfes zu genießen.

*

Traditionell wird Birkensaft in vielen Ländern auch als sehr gesund angesehen, in Russland wird er im Frühjahr von den Bäumen angezapft und verkauft.

Bei saunafanclub.nl gibt es eine Reihe von interessanten Filmen bei Sauna Stories.

Darunter eine, in der jemand ein altes Stadtarchiv in Lettland untersucht und einen Brief vom Bischof an den Papst findet. Der Bischof erwähnte hier die bemerkenswerten Heilkräfte der alten 30-35°C heißen Sauna. Dann mussten alle von den Papst schließen.

Pirts stāsti | Sauna stories - Latvia History part 1

https://youtu.be/NhOZ0XW8j7k

Die Kirche duldete keine Konkurrenz, selbst die heilenden "Hexen" mussten es glauben, sie wurden sehr schlecht am Leben verbrannt.

"Hexen" lebten im Wald, in der Regel weil sie eine Warze auf der Nase hatten, weil Stadtbewohner Kontamination fürchteten dass auch zu empfangen.
Wir wissen nun, wie gesund dieser Wald war, aufgrund der hohen Konzentration von -/- Luftpartikeln.

Auf der anderen Seite hatten die "Hexen" viele Kräuter von ihren Vorfahren für viele Beschwerden. Es schien, als könnten sie zaubern.

Mit den bekannten unsinnigen Hexenverfolgungen ist leider viel Kräuterwissen verloren gegangen.

Bei Verwendung eines Duftes in der alten Sauna immer in einem Duftverdampfer.

Bitte beachten Sie, dass bei Löyly, zu Hause, niemals duftendes Öl in das chlorfreie Löyly-Gießwasser zu Hause gegeben werden kann. Das Wasser verdunstet, das Öl nicht.

Besser mit destilliertem Wasser.

Durch unvollständige Verbrennung des Steins blieb
Ölrückstände, glühende 200-400 ° C heiße Rußpartikel
aus unter dem steinenbak des Saunaofen sind nicht die
Aerosole die Ihre Alveolen bekommen wollen.
Und gehen kaput.

*

Auch zum Duschen haben wir jetzt Shampoos in einer
Fülle köstlicher Düfte.

*

Haben Sie jemals ein heißes Bad mit frisch geschabten
Birkenholzlocken genommen?

Verwenden Sie kein tägliches Shampoo oder Seife in den
täglichen Duschen, unsere Haut ist immer noch ziemlich
sauber und zu viel Seife beeinflusst das natürliche
Gleichgewicht unserer Haut.

Kapitel 11
Saunagang – Saunahaltung

Auch Heimbehandlungshaltung und nach der Saunahaltung.

Um sich heilend entspannen zu können, müssen Sie auch eine Haltung einnehmen, die dies möglich macht.

Die heilende Saunagange+Haltung© der Sauna Fanclub .nl Version 2015-02

Streuen Sie etwas wirklich sauberes Wasser auf die Steine ohne in einem nicht zu heiß flattern, max. 35-40°C, 30 min, mäßig erleuchtet, wirklich ruhig Sauna ohne Ablenkungen.

Oder nehmen Sie ein nicht zu heißes Bad max. 40°C, 30 Minuten weniger als das, was einige Eukalyptus oder Birkenblätter in einem offenen Kessel mit dadrinen eine

Waschmaschine Heizung und einem wasserdichten Raumthermostat?

Setz dich aufrecht hin. In der alten schwarz-schwarzen feuchten Sauna waren tausende von Jahren so gut wie im Dunkeln, also jetzt auch mäßig mit Licht.
Vielleicht etwas indirektes LED-Licht, dass Sie den Boden sehen und nicht hinuntergehen. Niemals Schritte in Wellness, wir sind schon abgelenkt.

Schließen Sie jetzt Ihre Augen, dies reduziert den Arbeitsdruck Ihres Gehirns um 75%.

Absolut nicht reden!

Dein Geist beginnt sich langsam zu beruhigen, es braucht viel Zeit.

Absolut nicht einschlafen. In dem unwahrscheinlichen Fall, dass Sie einschlafen, gehen Sie zuerst für eine Stunde schlafen und dann versuchen Sie es erneut, Erfolg.

Denken Sie an nichts, beruhigen Sie sich, konzentrieren Sie sich nur auf die angenehme Wärme, die Sanduhr und überprüfen Sie regelmäßig, ob Ihre Haltung gut bleibt.

Setzen Sie Ihren Kopf direkt auf Ihre Schultern, Ihre Nac-
kenmuskeln sind dazu da, Ihren Kopf von links nach
rechts zu bewegen, nicht um den Kopf die ganze Zeit zu
heben.
Schultern nach hinten, die bust nach vorne, die Wir-
belsäule trägt jetzt dein Gewicht, und diese Rückenmus-
kulatur kann sich jetzt entspannen.

Zieh dein Kinn zweimal in
und senken Sie Ihre Schultern.

Sie werden das Konzept der Zeit ein wenig verlieren,
also gibt es auch Sanduhren.

Wenn die obige Temperatur überschreitet, haben Sie
nicht genug Zeit!

Da sich dein Geist etwas entspannt, beginnen sich deine
unbelasteten Muskeln zu entspannen.
Da sich deine Muskeln nur ein wenig entspannen, wird
dein Geist etwas ruhiger und umgekehrt usw.

Um diese Zeit sehen Sie oder Ihr Partner, dass Benutzer,
Computerbenutzer, Sie ?
Ihre Stirn hört oft einen Dezimeter weiter zurück.

Auch jetzt zieht sich dein Kinn wieder 2x zurück. Wenn sich das jetzt unnatürlich anfühlt, ist dies normalerweise ein Zeichen dafür, dass Ihre Einstellung nicht mehr lange gut war.

Lass die unbemerkt wieder hochgezogen schultern wieder fallen und pass auf, dass du nicht einschläfst! Sicherer mit den zwei als allein. Ist dein Kinn noch drinnen?

Wenn statt die Sanduhr darstellt, die angenehme Wärme Gefühl Beschwerden geht, ist dies ein Signal aus dem Körper, dass es Zeit ist, die Sauna zu verlassen und ein Luftbad zu nehmen und den Pool oder Dusche zu nehmen. Stehen Sie ruhig auf, zählen Sie bis 3 und verlassen Sie ruhig die Sauna.

Ein steifer, schmerzhafter Nacken und Rücken kann durch zu wenige Bausteine oder durch eine alte Matratze oder durch eine Fehlhaltung beim Sitzen und Gehen verursacht werden. Dies kann mit unserer nach der Saunahaltung, die unserer Saunahaltung ähnelt, verhindert werden, sonst mit unseren Händen auf dem Rücken ineinander stehen. Brust nach vorn, Schultern nach hinten, Kopf gerade auf deinen Oberkörper, den Kinn 2x zurückziehen. Genauso wie man vor 100 Jahren in der

Armee Wache halten musste oder die Polizei lange patrouillieren musste.

Haftungsausschluss: Konsultieren Sie bei Nacken- und
Rückenbeschwerden vorher Ihren Hausarzt und Ihren
Physiotherapeuten.

Erleben Sie am nächsten Morgen die gesündere innere
Ruhe, dann ist Ihr Arbeitspeicher etwas sauberer und Ihr
Gemüt ist etwas nachsichtiger und elastischer gewor-
den.

Alte Probleme, die Sie gestern wirklich nicht losgewor-
den sind, lösen sich jetzt auf.

Profitieren Sie, werden Sie Mitglied/Spender des Sauna-
fanclubs und helfen Sie mit, mehr Forschung zu betrei-
ben.

HABE SPASS^2

Kapitel 12
Die moderne finnische Sauna und Massage.

Wenn Sie die Fotos der jahrhundertealten rußigen Savu-saunas in Finnland sehen, bekommen Sie eine Vorstellung davon, wie es früher für den gusseisernen Ofen und Kamin war.

Die alte Savu-Sauna war auch eine alte Maya-Sauna in Finnland von 30-35°C mit den heilenden Kräften. Hiervon kommen die Geschichten über die heilende Sauna.

Über den Laubbäumen grenze befinden sich wenige -/- Luftpartikel in der Luft. Und Wärme ist in kalten Regionen gut. So wurde es doppelt lecker.

*

Wir Menschen sind Warmblüter und haben Jahrtausende damit verbracht, die Wärme des Feuers ohne kalten Rücken und ohne den unangenehmen giftigen Rauch zu genießen.

Seit der Ankunft der gusseisernen Öfen und Eisen-
rauchrohre haben wir vollständig gehen lassen. Die Geburt der finnischen Trockensauna.

Es macht auch zu viel Spaß, wenn man von außen kalt
wird und dann mit angezogenen Kleidern den kalten
Arsch warm auf dem Herd wärmt.

In der neuen Sauna war es schön, man musste die Steine
nicht 5 Stunden vorher heizen; nach einer halben
Stunde war es schon ziemlich warm in der Sauna. Und
sauber, kein Ruß mehr auf den Saunabänken. Kein giftiger Rauch bleibt übrig. Es roch wunderbar nach dem
riechen von den neuen Birkenholzboden. Und da war
ein Licht.

Der Mensch ist faul und wir haben immer weniger Wasser auf den Steinen, weil das schnell zu heiß wurde.
Und es musste heißer und mit Eisbädern abkühlen.

Nettes Video - Viking Saunatour
        https://youtu.be/vQgbkCd4EYU

Und so können wir in der Sauna immer kürzer bleiben
und kommen nie zu den notwendigen 30 Minuten zur
Heilung.

Wir lieben es. Nach der alten SM-Theorie sind die großen Freuden kurz bevor es wirklich weh tut.

Das macht auch süchtig in der 70-80°C Sauna. Wir lieben es. Die finnische Sauna wurde weltberühmt. Dies ist einer der Gründe, warum die finnische Sauna für eine Weile bleiben wird.

Aber leider, wie Sie zweifellos schon gesehen haben, ist dies auf Kosten unserer 2 starken Heilkräfte der Definition von Wellness gekommen; Und so fällt die finnische Sauna in ihrer heutigen modernen Form, egal wie lecker sie ist, nicht mehr unter Wellness.

Es ist so schön, in diesem Jahrhundert geboren zu werden, wir haben jetzt fast alle ein trockenes warmes Haus, heißes und kaltes laufen sauberes Wasser, Innentoilette, Kanalisation, Elektrizität, Mikrowelle, Ofen, Waschmaschinen, Supermarkt, frisches Obst das ganze Jahr, gefroren, TV, Auto, TomTom, Computer, Internet, Google, heiße Duschen, Smartphones und das Beste: jetzt auch dieses Buch!

Aber deswegen sind wir leider mehr drinnen als draußen.

Auch Massage.

Um massiert zu werden, muss man sich entspannen wie in die Sauna (die Grundlage unserer Saunahaltung).

Selbst mit Massage gibt es nicht wirklich unsere starke Heilkraft.

Durch das Massieren wird auch die Flüssigkeit in unserem Lymphsystem bewegt, so wie man sich erfrischt, sagt man, was hinterher ein sehr angenehmes und aufgearbeitetes Gefühl gibt.

Ein wohlbefindenartiges Gefühl?

Wenn wir früher gehättet, gedrescht, gehäutet usw. waren, waren wir körperlich gesund und sehr gesund (siehe auch die folgenden Kapitel). Vielleicht schwitzte unser Unterbewusstsein zu dieser Zeit dieses angenehme Gefühl der Blutzirkulation.

Aber wir lagen in Ruhe auf dem Massagetisch, wir waren nicht besonders beschäftigt oder bei der Arbeit.

Dieses Gefühl des Blutflusses, so gut wir das auch finden, ist wissenschaftlich eine Fälschung. Zugegeben, eine sehr schmackhafte Fälschung, aber immer noch eine Fälschung.

Jetzt schauen wir uns das Schwitzen in der modernen finnischen Sauna an, hier schwitzen wir sehr.
Unser Lymphsystem ist ziemlich erfrischt, aber haben unsere Muskeln hart gearbeitet? Also nein. Die Hitze unseres Körpers kam nicht von der harten Arbeit, sondern vom Saunaofen.

Auch hier ist dieses Gefühl der Durchblutung, so gut wir es auch finden, wissenschaftlich wieder eine Fälschung, und das ist, wissenschaftlich betrachtet, kein Wellness.

Jetzt werden viele Menschen emotional nicht damit einverstanden sein, aber wir müssen streng sein, sonst passen wir nicht mehr in den Titel dieses Buches. Mit diesem Buch wollen wir die Dinge aufgrund von Ungenauigkeiten klarer und nicht vage machen.

Schwitzen ist gesund, es trägt Abfallprodukte zusammen mit der Haut weg. (siehe auch Kapitel Infrarot)
Das Schwitzen dient auch zur Regulierung Ihrer Körpertemperatur.

Es ist richtig, dass man nach dem Saunieren viel duscht (mit vielen -/- Luftpartikeln) und dann oft auch ein Schaumbad mit vielen -/- Luftpartikeln und / oder das so gesunde 33°C Außenbecken -/- Luftpartikel und wer weiß in einem Wald mit vielen -/- Luftpartikeln, dann oft wieder ein paar mal Sauna mit Dusche danach mit vielen -/- Luftpartikeln,

wo heutzutage nach einem Saunatag ein überwältigender Teil des Wellness-Feeling her kommt.

Und wenn Sie in der alten feuchten 30-35 ° C Maya-Sauna sind, wird es in den 30 Minuten heiß und durch die heiße feuchte Luft, und das Gefühl der Heilkräfte beim Duschen und Baden, jetzt mehr und mehr jetzt völlig richtig.

Kapitel 13
Der Löyly.

Das bedeutet auf die heißen Steine sprenkeln.

Dies führt in der alten Sauna sehr angenehm 30-35°C Temperatur und schafft das Welle -/- Luftteilchen, weil, wenn es nicht so heiß war, nicht so schnell verschwunden, Kapitel 5 und 8, eine starke Heilkraft.

Es verbreitet feuchte angenehme Wärme und hat dadurch den Spitznamen "Genuss" erhalten.

Dieser feuchte Luftstrom steigt und sinkt über die Besucher und neutralisiert oft auf dem Boden.

*

Wenn man vor 2000 Jahren bei 45°C nieselte und nach 10 Minuten die Hitze nach 5 Stunden Erhitze verschwunden war, konnte man seine entlassung bekommen.

Aber wenn Sie nach einer halben Stunde sparsames Wasser bespritzen, noch feuchte 35°C Wärme von den

Steinen bekommen, dann könntest du dir das Kompliment verdienen, dass du der Sauna- "Meister" warst ("alte Hollands", dass du bewiesen hat wie man es machen soll).

*

Bei höheren Temperaturen macht das Beregnen keinen Sinn, wir sehen, dass oberhalb von 40°C die Heil -/- luftpartikel zu schnell verschwinden.

Viele versuchen, die alte Heil Sauna zu erholen, weil das Unterbewusstsein vieler saunisten denken die fehlenden Blöcke in der Hitze ist und zu Fuß eine zunehmende Temperatur in der Sauna zu erfüllen, aber das wird man wirklich wieder auf die alte gehen müssen, um 30- 35°C

Vorteile einer Sauna mit Temperaturen über alter 30- 35°C Sauna können wir leider immer noch nicht finden.

Ja, leider sind wir auch verrückt nach der 70-80°C Sauna, aber wir müssen echt bleiben und erkennen, dass es schön ist, aber nicht mehr gesund oder heilt.

Also auch Aufguss mit ganzen Eimern gleichzeitig bei immer höheren Temperaturen von 90°C, nichts hat mit dem alten Heilungslöyly zu tun und nimmt immer mehr gefährlichere Formen an.

Vor allem aufgrund der aktuell sehr hohen Feinstaubmenge in Kombination mit höheren Temperaturen.

Bei den Saunathermometern in Europa sehe ich in diesem Jahr die rote dicke Linie bei 70 ° C für neue Saunen. Wahrscheinlich wegen der großen Menge an Feinstaub.

Einmal gebrochene Alveolen, gleich wie bei gebrochene Gehör Haare werden nicht mehr erneuert.

Sie laufen also Gefahr, früh asthmatisch zu werden.

Ich selbst habe meinen Geruchs/Geschmackssensor in der Nase verloren, also schmecke nie mehr Kaffee.

Achtung: Auch bei 100°C verfestigen sich Ihre Proteine wie bei einem gekochten Ei.

In der modernen 90°C Sauna, mit Eimer auf den heißen 200-400°C heißen Steine werfen, läuft man auch das Risiko, dass, wenn sie zu nahe, in echten Dampf sitzen oder zu heiße (Erklärung Dampf Hammam siehe Kapitel 14) Luft im Gesicht kann Asthma verursachen. Oder wenn Ihre Lunge dauerhaft permanent ausschaltet, der Grund, warum die Feuerwehr bereits mit Luftflaschen und Sprays in ein brennendes Gebäude einsteigt.

Langsam beginnt der Wunsch, für die Öffentlichkeit sichtbar zu werden, nicht die noch heißeren Saunen und Dampfkabinen zu wollen; man möchte die verschiedenen wellnessbäder wegen seiner starken heilkraft immer ruhiger genießen.

Wie bereits gesagt wurde, wird in modernen Saunen Öl in dem chlorfreien, gegossenen Wasser aus Bequemlichkeitsgründen ebenfalls nie verwendet. Das Wasser verdunstet, das Öl nicht.

Verwenden Sie besser destilliertes Wasser.

Die entwässerten Ölrückstände, die bei unvollständiger Verbrennung auf den Steinen zurückbleiben, glühen 200-400 ° C heiße Rußpartikel,

Am Boden der Steinkiste des Saunaofens befinden sich nicht die Aerosole, die man in die Alveolen bekommen möchte.

Wenn Sie einen Duft in der Sauna immer in einem Geruchsverdampfer verwenden, dann geht es gut.

Kapitel 14
Die Vita, Whisk oder Wenik.

Der Gebrauch von unteranderem ein Bündel Birken-
zweige.

Sanft wird dies auf die Haut geklopft, wodurch unsere
schützende Luftschicht für einen Moment gebrochen
wird, wodurch sich die 30-35°C Sauna noch wärmer
anfühlt und die Schweißdrüsen extra ansprechen.

Die Poren der Birkenblätter öffnen sich durch die
Wärme und das Ticken und verbreiten einen wunderbar
heilenden Birken-Duft zwischen den ehemals sehr
verschwitzt riechenden Badegästen.

*

Wie man eine Sauna vihta macht!
                https://youtu.be/KtL0zL4YHVE

*

Später auch mit anderen Pflanzen und Kombinationen
von Pflanzen und Ästen mit Blättern.

Ein schöner Film, in dem du frische Kräuter machen kannst:

Pirts stāsti | Sauna stories - Latvia Today part 1

Derzeit auf YouTube oder sonst eben googlen.

https://youtu.be/XkWUPUnakqo

Kapitel 15
Dampfkabinen - Hamam.

Das Römer bauten Ihre Bader auf Wasserquellen und
Sind Auch Erfinder der Fußbodenheizung. Indem sie den
Rauch und die Hitze des Feuers unter den Steinboden zu
Einem Schornstein Auf der anderen Seite des Raumes
laufen Ließen.

*

In den ersten Dampfräumen des Römers gab es einen
großen Kessel, mit einigem Eukalyptus Laub im Wasser,
im Dampfraum über ein Loch im Boden, und darunter
ein Feuer gebrannt wurde.

Das hat dich gesünder gemacht und wirkt heilend!

Aber weil es doch immer der böse ärgerlich giftige
Rauch ist kam durch die Ritzen, wurde der Dampf später
außerhalb des Dampfraumes aus, wobei die -/- Luftteilchen durch die Ränder der Dampfkanäle, Tierhäute oder
Gummi und Eisen Schläuche aufgrund von Turbulenzen
verschwunden gezwungen. Auf diese Weise verschwinden die meisten gesunden und starken Heilkräfte in der
Dampfkabine.

Der Dampf, der warme Wasserdampf, kann daher im Raum selbst besser gemacht werden und wir brauchen keine 100 °C!
Echter Dampf ist gefährlich, weil er unsichtbar ist, weil er über 100°C liegt. Dieser Dampf von Hunderten von Grad Celsius war zuvor unter hohem Druck in der Dampflokomotive eingeschlossen.

Wenn wir Wasser in einem Kessel Siedetemperatur 100°C nicht übersteigt, weil es nicht gesperrt ist, sehen wir die feinen Wassertröpfchen in der Luft wie ein weißer Nebel kondensiert und wir nannten früher fälschlich Dampf.

*

Die höchste Heilungseffizienz

bekommen Wir ach 30 Minuten
mit einem offenen,
um gut isolierten Kessel (ohne Deckel)
(also nur Zimmer mit warmem Dampf beheizt)
mit einem Waschmaschine Heizelement.
Vorzugsweise mit kalkfreiem destilliertem Wasser. An-
geschlossen an ein feuchtebeständiges Raumthermostat
für den Raum mit maximal 40°C

Da die Temperatur überall im Raum ungefähr gleich ist und nicht zu hoch ist, bewegt sich wenig Bewegung in der Luft und die Luftpartikel bleiben länger. Da der feine Staub in der Luft nass wird und nun herunterfällt, steigt die Anzahl der -/- Luftpartikel. Das gleiche Geld für den alten 35°C Löyly und für die Dusche.

Dies steht im Gegensatz zu einer Sauna mit 80°C, in der die meisten Luftpartikel aufgrund der Hitze und Bewegung der Luft entlang der Wände schnell verschwinden.

Seien Sie vorsichtig und halten Sie einen Meter Abstand zu möglichen kochenden heißen Spritzer, während Sie den Raum aufwärmen.

Große Mengen akkumulierter +/+ Luftpartikel verhindern die Produktion der Gesunden -/-Luftpartikel.

Durch die ordnungsgemäße Erdung des Bodens in Dampfkabinen und Duschen können diese +/+ Partikel leicht abfließen.

*

Vor 2018 Jahren wurde in Istanbul ein großer Hamam
gebaut, der von den Römern in Istanbul besetzt wurde;
Zur Zeit wird es wiederhergestellt.

*

Ein Hamam ist ein türkisches Badehaus mit 30-35°C
Räumen,
ursprünglich ohne Dampf,
welches auf warmen Marmortischen massiert wird.

Warnung.
Im Ausland wird ziemlich hart massiert
Weil die Leute dachten, dass der Masseur dan sein Bestes gab. Aber diese Masseure arbeiten für die Spitze und
massieren ziemlich hart daran.

Und Hamam-Masseure machen einfach eine
Schaumdecke gegen die Luft von Badegästen mit Seife
und einem Kissenbezug
die oft lange nicht gebadet hatten.

Später mit getrennten Räumen mit Dampf,
das heute weltberühmte "türkische" Bad.

*

Ein Dampfbad ähnelt der jahrhundertealten Sauna, denn die Menschen schätzen die warme, feuchte Temperatur. Die gesündeste Art, ein Dampfbad zu nehmen, ist bei einer Temperatur von 40°C für 30 Minuten mit vorzugsweise einigen Eukalyptusblättern.

Hinweis: Die Zeit und Stille sind die wichtigen Quellen und die Entdeckung, dass die Verdampfung von Wasser die so gesunden -/- negativen Luftpartikel erzeugt.

Es gibt eine sehr seine Atmosphäre Clip über eine Legion von den Vorteilen eines Bades, nur die angegebene Temperatur, natürlich müssen auf 40°C Grad und, natürlich, nicht die angegebene Bravour Temperatur von 45-55°C

DAMPFBAD 2011 ***** DAMPFSAUNA - DAMPFKAMMER ~ WOHLFÜHLFREUDEN FÜR HAUT UND ATEMWEGEN
https://youtu.be/C_42NFYeKa

Beginnen Sie immer mit einem Dampfbad in einer Saunahalle.

Vergessen Sie nicht: Reinigen Sie zuerst Ihren Sitzplatz.

Ein Dampfbad.

Ideal zur Reinigung von Haut und Atemwegen.

Reinigt und stimuliert.

Werke, die befreien.

Wasserdampf tief einatmen.

Ihre Lungen werden besonders feuchtigkeitsspendend.

Der Wasserdampf gibt alten Schleim frei.

Hilft bei Erkältungen, Husten, Heiserkeit, Heuschnupfen, Bronchitis und chronischen Entzündungen der Nase, des Rachens, des Kiefers und der Nasenhöhle.

Der Effekt kann mit Düften verbessert werden.

Jedes cm² hat 100 Poren.

Auch Heilung von Atemwegserkrankungen und rheumatischen Beschwerden schafft ein Dampfbad zur Besserung.

Damit Sie sich nicht nur sauber fühlen, sondern sich auch gesund fühlen.

Die feuchte Hitze erhöht die Elastizität Ihres Bindegewebes und Ihrer Muskulatur.

Das warme Dampfbad wirkt schmerzlindernd und entstauend auf verkrampfte Muskeln.

Auch leichte rheumatische Beschwerden werden reduziert, Gelenk- und Muskelbeweglichkeit erhöht.

Die hohe Luftfeuchtigkeit schafft ein sehr angenehmes Klima.

Die Atemwege wurden gereinigt und der Kreislauf angeregt.
Unsere Haut wird glatt und weich.
Unser Organismus ist gehärtet und das ist ideal für Kreislauf und Zustand.
Sie werden weniger empfindlich gegenüber feuchtem Wetter.
Warmer Wasserdampf entspannt und massiert Körper und Geist.
Sie fühlen, wie das feuchtwarme Klima Ihre Psyche entspannt und aufgestaute Aggression verschwindet.
Sie fühlen sich in der dampfenden Hitze sicher und verwöhnt.
Warmer Wasserdampf ist gesund und macht dich schön.

Vorsicht!

Die meisten Dampfkabinen sind, genau wie Saunen, oft zu heiß, so dass Sie kaum hineinpassen und kurz bleiben können, ohne die beabsichtigten gesunden und angenehmen Effekte zu genießen.

Meistens durch einen Kommentar von einem einzelnen Gast
der ohne Wissen,
und für wen ist es nie heiß genug ist,

so werden tausende nie wieder in ihr camping, hotel, hammam oder wellness resort zurückkehren.

Während man, wenn man angenehm auf 30 Minuten kommen kann, dafür sorgt, dass Gäste immer enthusiastischer zurückkommen und andere auch kommen, um Sie zu genießen.

*

Weisen Sie den Manager auf diesem Buch bitte.

Kapitel 16
Quellwasser Bäder und Geysire.

Spa, ein Dorf in Belgien, das teilweise durch sein Quellwasser und die Whirlpools (Whirlpools) berühmt wurde
- siehe auch Kapitel 17 Hot Tubs.

Sprudelwasser ist in Flaschen, auch mit Kohlensäure,
erhältlich. Und heutzutage sogar in vielen
Geschmacksrichtungen.

In Spa ist ein Hot-fired (-/- Luftteilchen -1) Pool, auch mit
Blasen (oft als Spa bezeichnet) (-/- Luftteilchen, -2), mit
der Verdunstung von der Sonne (-/- Luftteilchen, -3), das
liegt auch in einer waldigen (-/- Luftpartikel -4) Umgebung. Der aktuelle Whirlpool ist dort auch höher, d. H.
Weit oberhalb des Ionenpflasters (-/- Luftpartikel -5).
Wie bei einem Campingplatz 10 km von Dieulefit entfernt. In Lourdes gibt es ein viel niedrigeres Tal im Süd-
westen.

Das Bath Spa und die Thermalbäder (Whirlpools) wurden durch 5-fach -/- Dampf Bedingungen besonders
hohe Menge an Ionen zu chaffen und damit einen
großen Heilung Ruf.

Und der daraus resultierende Name: "Das Heilwasser" sagt genug. Aber sollte eigentlich "Heilsame Luft" sein.

Hinweis: In Westeuropa haben wir 9 der 10 Tage Südwestwind. Wenn ich auf die Karte von Spa schaue, sehe ich einen breiten, bewaldeten Streifen, der nach Süden bis zur französischen Grenze reicht. Mit mehreren Sanatorien; ähnlich mit Dieulefit und Lourdes. Diese letzten 2 Plätze sind auch höher.

Bei Lourdes gibt es eine Höhle, in der ein junges Mädchen dachte an Maria gesehen hat, aber in solchen Höhlen ist oft schwerer CO_2 Gas, das wahrscheinlich diese Art von Visionen verursacht.

Dort war auch ein extra großer -/- Luftpartikel Maker. Laut Wikipedia kamen 7-8 unterirdische Flüsse zusammen, Wasserfälle! Zu Beginn hat die Kirche schon einige umgelenkt. Und später einen Altar für den Eingang der Höhle gebaut und wird er jetzt Heilwasser? Wasser verkauft.

*

114

Sie müssen selbst überprüfen, auf welchen -/- Luftparti-
kelbedingungen die relevanten Situationen beruhen. Sie
wissen jetzt, wie es funktioniert.

*

Warme Bäder sind auch sehr gut, um unsere Muskeln
und (Sport) Verletzungen zu heilen. Wegen der Hitze
fließt unser Blut besser und das Wasser trägt unser Gewicht; und nicht unsere Muskeln und Gelenke. Wenn wir
dies in bewaldeten Umgebungen in 33°C Wasser tun können, ist es uns egal, ob es regnet, sogar der nasse Sch-
nee macht es besonders lustig.

*

In Europa gibt es viele Quellwasserbäder, besonders in
Ungarn.
Ob sie starke Heilkräfte haben, müssen Sie jedes Quellwasserbad selbst betrachten; Sie haben jetzt die Information, wie das funktioniert.Alle mit verschiedenen Mi-
neralien und/oder Ölen, jedes Quellwasserbad behauptet daher, für verschiedene Beschwerden gut zu
sein.
Viele Quellwasserbäder sind seit Jahrhunderten von der
einheimischen Bevölkerung sehr begehrt. So haben wir
vor Jahren in Hévíz, in der Nähe von Balaton in Ungarn

kann dieses Jahrhunderte alten Dorf heißen Phänomen dort genießen. Sehr empfehlenswert.

Wenn Sie keine Pläne für den Sommer haben, gibt es immer noch ein sehr schönes altes berühmtes Quellwasserbecken.

Im Dorf Cserkeszölö, östlich von Kecskemét, befindet sich auf der Straße Nr. 44, eine uralte Quellwasser Badeanlage mit etwas ölig gepumpt heißem Quellwasser. Ihnen zufolge auch gegen viele Hautkrankheiten gut. Du wirst diesen Geruch nie wieder vergessen.

Früher war es so, als wäre man in ein voriges Jahrhundert getreten, aber jetzt ist es ein Wasserkomplex mit sogar einem Wellenbad. Eine Stunde pro Stunde gab es eine Glocke, auf der das ganze Gebiet im Wellenbad leerte. Als ungebrannter, blasser Spargel in einem Glas standen sie zusammen. Und es ging wunderbarerweise noch gut auch.

Es gibt Quellwasserbäder mit verschiedenen Temperaturen, heutzutage auch mit einem großen Innenthermalbereich für das ganze Jahr.

In der Wasseranlage gibt es auch ein Schwimmbad mit sauberem Wasser, ein Hotel und einen Campingplatz. Sie gehen wie ein Quellwasserbecken in Ihr Zelt. Es gibt auch Quellwasserbäder außerhalb Europas.

In Island hat man die berühmten Geysire, die heißes Wasser geben. In Japan gibt es auch Thermalbäder. Wir begegnen ihnen oft in vulkanischen Gebieten.

Haben Sie auch ein schönes Quellwasserbecken entdeckt, emailen Sie uns auf :
reactions.saunafanclub@gmail.com, dann nehmen wir ihr reaktion mit in den nächsten Druck.

Kapitel 17
Ein Spa, ein Whirlpool.

Sprudelbäder, Whirlpools, auch Spas genannt, besonders die, die draußen in der Sonne liegen, haben manchmal auch viel -/- Luftpartikel.

In der Vergangenheit hatten wir diese wunderbaren Whirlpools mit vielen kleinen Löchern mit Mikroblasen heißer Luft. Eine warme Decke aus Luftblasen mit vielen Ionen. Köstlich.

Wir haben jetzt viel zu große Löcher für zu große Massageblasen, die die meisten Menschen schnell satt haben.

Die kalte Luft, ohne viele -/- Luftpartikel, die heutzutage durch die großen Löcher gepresst wird, macht es in dem warmen Wasser, das ich normalerweise schnell herausbekomme, so unangenehm und ekelhaft. Und gehören nicht zu Wellness.

Gib mir die alten warmen Mikroblasen persönlich zurück. Die warme Luft, die mit sehr viel Kraft durch die Mikrogene gedrückt wurde, machte viele -/- negative Luftpartikel, die Spa-Bäder so berühmt machten.

Die warmen Bläschen werden auch von Wellness abgedeckt.

Auch die modernen 1 Meter hohen Wasserdüsen mit dem Briefkastenmund.

Wassermassage mit warmem Wasserstrahl oder mit warmen Luftblasen?

Was willst du?

Kapital 18
Infrarot kabinen.

Wir sind sehr erfinderisch und wir experimentieren.

In der Vergangenheit waren wir zum Beispiel in der
Maya-Sauna bei 35°C und haben unerwartet starke Heilkräfte gesehen, obwohl wir sie noch nicht erklären
konnten.
Wir hatten einen Mangel an Ionen im hohen Norden im
Winter und die Hitze ist so gut. Wir sind Warmblüter
und haben unseren Mantel verloren.

Diese -/- Luftpartikel sehen wir leider nicht mehr in der
modernen finnischen Sauna und nicht in den modernen
Infrarotkabinen, aber die Damen sind verrückt wegen
der Durchblutung?
Und sie kommen rot wie Hummer heraus.

Es hat nicht unsere beschriebenen starken Kräfte der
Heilung -/- Luftteilchen, aber die tiefe Wärme trägt zu
unserer Gesundheit bei, indem sie unseren Körper ent-
giftet, wie uns Experten sagen.

Die Entgiftung ist die Entfernung von Nicht-Körper- und Feindliche stoffen durch die Haut und bei Schwitzen.

Kapitel 19
Floating.

Bei Floating schwimt man auf warmem Salzwasser (reich an -/- Luftpartikel Kapitel 5) und es am besten 30 Minuten in 33°C Wasser (mit geschlossenem Augen effekt Kapitel 8) und in Ruhe machen.

Dies hat die beiden starken Heilkräfte der alten Maya-Sauna (Kapitel 5) und fällt somit unter Wellness.

In einer etwas anderen, aber sehr angenehmen Form.

*

Kapitel 20
Yoga.

Es gibt mehr Möglichkeiten, ein Ziel zu erreichen, wie wir bereits gesehen haben. Der Mensch war in der Vergangenheit auch erfinderisch.

Mit Meditation, Kapitel 8, setzen wir unser Bewusstsein, indem wir an eine Sache denken. Viele finden das sehr knifflig und halten das schwierig voll.

Es geht besser mit Yoga. Im Yoga halten wir unser Bewusstsein gleichsam fest, indem wir uns auf eine Yogaübung konzentrieren. Die meisten Leute haben weniger Probleme damit.

Im Wesentlichen ist unsere Saunahaltung eine Mini-Yoga-Übung.

In Yoga fühlten sich die Menschen auf dem richtigen Weg und erhielten viele Anhänger. Viele Hunderte von Yoga-Übungen folgten.

Wenn wir bei schönem Wetter draußen Yoga machen können, nähern wir uns Kapitel 5. Und Yoga wird noch größer[3]. heilende Kraft.

Tipp: Bei schlechtem Wetter können wir auch Yoga im Schlafzimmer mit weit geöffnetem Fenster und einem dicken Pullover machen.

*

Kapitel 21
Wellness Geschichten.

Wellness ist Wohlbefinden, ist deine Gesundheit, ist sich gut fühlen.

Vor mehr als 2500 Jahren hörten die Mayas ihren Körpern besser zu als heute.

Unser Unterbewusstsein zeigte an, was der Körper brauchte. Wie wir es heute bei schwangeren Frauen extrem sehen: plötzlicher Appetit bei Hering und/oder sauren Bomben.

Was wir heute essen wollen, ist leckerer Appetit und beim Einkaufen lassen wir uns mehr vom Angebot im Supermarkt leiten als von unserem Körper.

Versuchen Sie, gesündere Entscheidungen zu treffen, werden Sie viel fitter.

*

Nach einer Geburt (im Winter) wurden für die stark gekühlte, steinkalte Maya-Mutter kleine runde Steine, die um ein Feuer erhitzt worden waren, in ein dunkles warmes Schweisszelt aus Fellen für sie gerollt. (geschlossener Augeneffekt - Kapitel 8)

Das ist wohl eine Schüssel mit Wasser unterstützt einige der Steine zu streuen (-/- Luftteilchen durch Feuchtigkeitsdampf - Kapitel 5) leider erzählt die Geschichte, aber es ist sehr wahrscheinlich, sie waren ziemlich smart.

Nachdem die Maya die guten Effekte gesehen hatten (Kapitel 9), taten sie dies auch im Sommer.

Heutzutage, in Krankenhäusern, werden Mütter nach einer Geburt eingeladen, sich warm auf einem Stuhl zu duschen mit geschlossenen Augen, um geistig und körperlich sauber und in Ruhe zu sein. Und gleichzeitig, indem wir den -/- Luftpartikeln neue Energie geben; und durch die Verarbeitung der geschlossenen Augen, die möglichen Traumata des Netzes, sehr schnell.

Die Mütter fühlen sich nach ihrer eigenen Verwunderung in kurzer Zeit wundersam, geistig und körperlich aufgearbeitet.

Es hilft auch, viele postnatale Traumata zu verhindern.

Lassen Sie sich diese uralte Methode des Heilens nicht von einem Nicht-Experten wegnehmen, der dies von Ihrer eigenen Umweltschutz-Idee nehmen möchte.

So ein 25 Cent warmes Wasser, Krankenversicherung wird viele Tonnen postnatale nach Hilfe pro Patient sparen und sparen Sie eine Menge Ärger.

*

Ich besuchte einmal eine Kollegin, die eine Zeit lang in einer Einrichtung war. Alle Türen waren 3x verschlossen und die Fenster fest verschlossen. Dennoch durfte ich ihn für einen Nachmittag mitnehmen.

Wir gingen stundenlang durch die Brandung, er räumte völlig mental auf. Und er durfte die nächste Woche wieder nach Hause gehen.

Viel draussen sein und täglich 30 Minuten 40°C Dampfbad könnten hier spirituell heilende Wunder vollbringen, entsprechend unserem neu erworbenen Wissen.

Dies wäre auch sehr gut für Langzeitkranke, alte Tage, Häftlinge und Büroangestellte usw.

*

Mit unserem neuen Wissen können wir jetzt noch mehr profitieren.

Tatsächlich haben wir das manchmal in der Vergangenheit getan, ohne es zu wissen.

Ein paar Beispielen:

Wir gingen/gehen zum Strand,

Lass dich mit Sonnencreme massieren = entspannen.

Sonnenbaden für 30 Minuten mit geschlossenen Augen! Kapitel 8.

Im weichen Wind vom Meer/Brandung, die -/- Luftpartikel!

Dann eine Stunde Pause mit einigen Spaziergängen entlang der Brandung, -/- Luftpartikel, und kühlen durch

Schwimmen, mit extra -/- Luftpartikeln durch Verdunstung des Meerwassers

und dann nochmal oder 4x?

*

Ich war früher auf einer Messe, einer Urlaubsmesse, der Hiswa oder 3 Tagen auf der Cebit, einer Computermesse mit 30 Mega-Hallen in Hannover.

Das bricht alle, davon sind Sie körperlich und geistig gebrochen.

Am Ende des ersten Tages bist du gebrochen, hast genug von den Snacks, wunden Füßen, Krämpfen in deinen Waden, steifen, schmerzenden Rücken und Nacken.

Letzteres kann durch unsere nach dem Saunahaltung verhindert werden, siehe Kapitel 11 Saunahaltung. Unsere Saunagestaltung, aber stehend mit den Händen auf dem Rücken. Brust nach vorn, Schultern nach hinten, Kopf gerade auf deinen Oberkörper, den Hals 2x zurückziehen. So wie man früher in der Armee warten musste oder die Polizei lange patrouillieren musste.

Siehe auch Seite: besuchen Sie uns auf www.saunafan-club.nl

Psychisch überwältigt von viel zu viel Information, gehen viele, aus Elend, sofort schlafen und am nächsten Tag sind sie kein Auge mehr wert und gehen krank nach Hause.

Die Lösung:

Ich reservierte Hotelzimmer ein halbes Jahr im Voraus am Rande des Messegeländes, kein Parkplatzproblem mehr und wir konnten am nächsten Tag ohne Stau und ohne Schlange stehen. Andere waren bereits erschöpft, bevor sie drinnen waren.

Am Ende des Tages hatten wir genug von den Snacks und wir gingen zu unserem Hotel auf dem Expo-Gelände.

Unser Hotel hatte ein warmes Hallenbad, deshalb habe ich es ausgesucht und ich habe meine Reisegefährten gezwungen,

Die waren tot müde und Übel und hatte hier überhaupt keinen Sinn in

zuerst für 30 Minuten im Wasser hängen.

Da sich das Licht im Wasser unserer Gliedmaßen ohne jegliches Gewicht bewegte, verschwand auch das Abwasser aus unseren Muskeln.

Was wir etwas später bemerkten, durch die -/- Luftpartikel verloren wir auch den größten Teil unserer geistigen Erschöpfung, wir waren sogar wieder hungrig.

Wir gingen nach Hannover und dort gab es ein Mövenpick-Restaurant, welches ein leckeres Schweizer Gericht, mit Tellernelken, Spätzli, Pasta, ein Genuss für unsere stark belasteten Muskeln hat. Genau wie für die Tour de France Radfahrer, die in den nächsten Tagen wieder Leistung abliefern müssen.

Es hatte noch nie so gut geschmeckt wie vorher, wahrscheinlich wegen der halbstündigen Schwimmbecken.

Nach einer schönen großen Eisdessert, wir dachten nie, wir hätten Appetit und Platz dafür, wir gingen zurück zu unserem Hotel.

Als wir zurückkamen, hatten wir plötzlich viel Durst, weil die Bemühungen nicht flüssig waren; wir haben ein Weizenbier mit Zitrone genommen, sagt man dort "sehr heilend".

Wir schliefen sogar in einem fremden Bett in einem Stück. Und am nächsten Morgen waren wir wieder super frisch, körperlich belastbar und wieder geistig klar.

Ein leckeres Frühstück und so konnten wir 3 Tage lang weiter singen.

*

Gut zu wissen.

Unser Körper ist wie ein Verbrennungsmotor. Wir nehmen Treibstoff und Luft und wir bekommen viel Kraft, Wärme und Abfall.

Ebenso das hochgiftige Kohlenmonoxid. Jede Person hat ihre eigene, sehr kleine Menge. Jetzt haben wir geglaubt, dass wir das durch unsere Lungen verloren haben. Was wir kürzlich entdeckt haben, ist, dass wir dies leichter verlieren, indem wir unsere Stimmbänder vibrieren lassen.

Weil es so giftig ist, haben wir zwei Nebenwirkungen. Wenn wir nicht reden oder uns nicht wohl fühlen und ruhig in einer Ecke sitzen, steigt unser Giftlager auf. Wir werden uns mehr und mehr nicht wohl fühlen.

Es funktioniert auch umgekehrt. Je mehr wir reden, desto niedriger wird das Niveau, an das wir gewöhnt sind. Und um so glücklicher werden wir. Sing Vereinen enden immer Frölich.

In den sechziger Jahren setzte sich der Flower-Power-Ära, im Vondelpark in Amsterdam, Anhänger einer indischen Gruppe in Lotus Haltung im Gras und sagte mit lauter Ton ZOEMMMMMMM so laut und tief wie möglich, ZOEMMMMMM, ZOEMMMMMM. Sie fühlten sich sorglos, fröhlich und erleuchtet.

Wenn du dich niedergeschlagen fühlst, kannst du jetzt glücklich summen. Oder singen, summen und reden. Du singst das gerne, wenn du alleine im Auto oder in der Badewanne bist. Die meisten Leute finden das schrecklich nervig von einem anderen. Sie sagen nichts darüber, aber hüte dich, es wird immer leiser um dich herum.

Das ausgeatmete CO2 ist schwerer und fällt wie in Höhlen. Wenn Kinder in der Schule nachmittags eingeschlafen waren, musste ihre Mutter zur Schule kommen und wurde ihr vorwurfsvoll vorgebracht, dass ihr Kind früher ins Bett müsse.
Heutzutage sind kleine CO2-Zähler für Schulen entwickelt worden, weil das CO2 bei vielen Kindern schnell gefährlich werden kann. Wenn der Zähler orange wird, muss der Lehrer Fenster öffnen. Diese Fenster sind in Schulen viel höher als die Höhe der Kinder. Selbst in Wohnungen, Büros, Einkaufszentren, Wohnwagen, werden Sie immer von oben angesaugt oder belüftet. Es gibt oben nur die gerade aufgewärmte Luft. Dies ist daher doppelt verschwenderisch, während das gefährliche CO2 nur unterbleibt, wo wir uns als Menschen anhalten.

Man macht Entdeckungen,
aber wir machen oft nichts nützliches damit.
*
Haben sie auch einen Tipp?
*

Zukünftige Wellnessgeschichte, saubere Luft, nicht mehr durch Feinstaub verschmutzt, was auch unsere Luftpartikel drastisch reduziert.

Plane auf einen Treibstoff aus sauberem Wasserstoff oder nicht fliege.

Creating 100% clean fuel from water HHO and CO2
https://youtu.be/aKPLYhlECww

*

Autos auf diesem flüssigen HHO Kraftstoff und/oder Hybrid mit schnell wiederaufladbaren Elektroautos.

Menschliche Bewegung und Waren stimulieren unseren Geist und unsere Wirtschaft und beide werden viel gesünder.

Also fangen Sie nie an darauf Steuern zu erheben, dann fallen auch unsere Gesundheitskosten.

*

Unser Haus- und Badewasser 3x als preiswerte und saubere Wärme mit sauberer alte Kühltechnik. Heute eine moderne Wärmepumpe genannt.

*

Die Registrierung in allen neuen Baugenehmigungen erfordert ein schräges Dach auf Süden für Sonnenkollektoren, kostet nichts extra, kostet keinen zusätzlichen Platz, kostet Bauherren nichts extra, Spaß für neue Besitzer und Umwelt.

Die alte 35-40°C Nass sauna ist seit Jahrtausenden bekannt über die befreiende Natur des Geistes,
was uns zu wegweisenden erfinderischen und kreativen Menschen macht.

Jetzt auch enthusiastisch, trage auch ein Saunafan Club Shirt, zusammen erreichen wir mehr.

https://shop.spreadshirt.nl/saunafanclub/

Kapitel 22
Geschichten aus der ganzen Welt in Filmen.

Zur Zeit gibt es bereits 40 schöne informative historische Filme über Lettland und viele andere Länder.

Tippe auf Google und/oder Youtu.be:

Pirts stāsti | Sauna stories

*

Kapitel 23
Neue Zeiten, neue .....

Vor 10.000 Jahren hatten wir ein Loch in die Luft gesprungen, in einem Supermarkt, der das ganze Jahr über, sieben Tage die Woche, so lecker, voller Vitamine, garantiert ungiftig Pilze, Beeren und andere Früchte verkauft hat. Aber jetzt verlassen wir sie normalerweise für nicht so gesundes Essen.

Nicht nur, dass wir heutzutage viele Bausteine knapp haben, wir bekommen auch immer mehr Bewegung zu kurz um die viel zu lange, zu leise hinter dem PC, Fernseher und zunehmend lustigem Internet zu sitzen.

Versuchen Sie nicht, so starr wie möglich hinter diesem Fernseher und Computer zu sein, sondern bewegen Sie sich so weit wie möglich. Zum Beispiel läuft während jeder Werbung?

*

Jetzt war ich zuletzt an einem Geburtstag, buchstäblich saß jeder mit seinem Finger auf einem Bildschirm zu gleiten.

Ich fragte neckisch "jemand Kuchen?" Nur einer antwortete, ihre Verbindung war für eine Weile verschwunden.

*

Da diese Bildschirme innen leichter zu lesen sind als draußen, sieht die Zukunft nicht gut für unsere Gesundheit aus.

Also geh raus, lauf mit Wasser und frischem Obst unterwegs.

Und wenn wir Muskelschmerzen bekommen, zeigt Kapitel 1 den Weg durch dieses Buch zu den angenehmen 33°C Außenbädern mit den nötigen starken Heilkräften.

*

Die neuesten Nachrichten und Entdeckungen finden Sie unter www.saunafanclub.nl

Du wirst schlauer.
*

Bequemer, erfinderischer.
*

Kreativer.
*

Körperlich viel gesünder,
*

geistig klarer.
*

Du wirst glücklicher.
Du wirst eine neue Person.
*

Trete unserem Club bei.
*

Willkommen.

www.ingramcontent.com/pod-product-compliance
Lightning Source LLC
Chambersburg PA
CBHW050718280326
41926CB00088B/3195